U0200714

中国静脉介入联盟专科培训教材
国际血管联盟中国分部护理专科培训教材

静听我说　来龙去脉

静脉疾病与介入诊疗问答

主　　审：顾建平　谷涌泉

主　　编：李　燕　李海燕

副 主 编：薛　明　于黎明　胡辉平　仲　鹤

　　　　　陈秀梅　曹宏霞　郑玉婷　葛静萍

编写秘书：胡嘉丽　胡晓燕

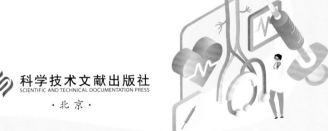

科学技术文献出版社
SCIENTIFIC AND TECHNICAL DOCUMENTATION PRESS

·北京·

图书在版编目（CIP）数据

静听我说　来龙去脉：静脉疾病与介入诊疗问答 / 李燕，李海燕主编. —北京：科学技术文献出版社，2022.5

ISBN 978-7-5189-9158-7

Ⅰ. ①静… Ⅱ. ①李… ②李… Ⅲ. ①静脉疾病—诊疗—问题解答 Ⅳ. ① R543.6-44

中国版本图书馆 CIP 数据核字（2022）第 076294 号

静听我说　来龙去脉：静脉疾病与介入诊疗问答

策划编辑：薛士滨 责任编辑：钟志霞 周可欣 责任校对：张永霞 责任出版：张志平

出　版　者	科学技术文献出版社	
地　　　址	北京市复兴路15号　邮编　100038	
编　务　部	（010）58882938，58882087（传真）	
发　行　部	（010）58882868，58882870（传真）	
邮　购　部	（010）58882873	
官　方　网　址	www.stdp.com.cn	
发　行　者	科学技术文献出版社发行　全国各地新华书店经销	
印　刷　者	北京地大彩印有限公司	
版　　　次	2022 年 5 月第 1 版　2022 年 5 月第 1 次印刷	
开　　　本	850×1168　1/32	
字　　　数	124千	
印　　　张	5	
书　　　号	ISBN 978-7-5189-9158-7	
定　　　价	58.00元	

BIAN ZHE

编　者

（按姓氏笔画排序）

于　洁（南通大学附属医院）

于黎明（西安医学院附属西安大兴医院）

马　克（南京市秦淮区中医院）

王亚楠（徐州医科大学附属医院）

王金萍（海军军医大学第一附属医院）

王春雪（东南大学附属中大医院）

文亚妮（海军军医大学第一附属医院）

尹　旭（首都儿科研究所附属儿童医院）

冯英璞（河南省人民医院）

朱翠芳（江苏省江阴市人民医院）

仲　鹤（威海报讯融媒体有限公司）

任秀红（山东第一医科大学第一附属医院 / 山东省千佛山医院）

刘佩莹（广州市妇女儿童医疗中心）

刘　菲（山东第一医科大学第一附属医院 / 山东省千佛山医院）

刘　婷（山东大学附属儿童医院）

许秀芳（《介入放射学杂志》编辑部）

李　丹（威海市立医院）

李玉莲（湖南省人民医院 / 湖南师范大学附属第一医院）

李春红（中山大学附属第一医院）

李海燕（海军军医大学第一附属医院）

李　蓉（海军军医大学第一附属医院）

李　燕（南京医科大学附属南京医院 / 南京市第一医院）

何　苗（南京医科大学附属南京医院 / 南京市第一医院）

谷涌泉（首都医科大学宣武医院）

沈静慧（苏州大学附属第一医院）

张学凤（南京江北医院）

张慧敏（合肥市第二人民医院）

陆嘉溪（海军军医大学第一附属医院）

陈秀梅（广东省人民医院 / 广东省医学科学院）

郑小静（广东省人民医院 / 广东省医学科学院）

郑玉婷（哈尔滨医科大学附属第四医院）

郑　雯（徐州医科大学附属医院）

郝建玲（海军军医大学第一附属医院）

胡晓燕（内蒙古科技大学包头医学院第一附属医院）

胡辉平（中南大学湘雅附属肿瘤医院 / 湖南省肿瘤医院）

胡媛媛（南京江北医院）

胡嘉丽（南通大学附属医院）

饶　珉（武汉大学人民医院）

姚雪华（苏州市立医院）

聂　双（徐州医科大学附属医院）

莫　伟（湖南省人民医院 / 湖南师范大学附属第一医院）

顾建平（南京医科大学附属南京医院 / 南京市第一医院）

倪叶彬（上海市第十人民医院）

徐丽娟（上海市第十人民医院）

徐　岚（海军军医大学第一附属医院）

徐淑娟（东南大学附属中大医院）

黄珮珮（海军军医大学第一附属医院）

曹宏霞（唐山市工人医院）

葛静萍（南京医科大学附属南京医院 / 南京市第一医院）

曾云菲（中山大学附属第一医院）

薛　明（威海市立医院）

序

　　介入治疗是现代医学向微创化、精准治疗发展的最具代表性的技术，是推动健康中国战略的重要利器。滕皋军教授、徐克教授等介入名家锐意进取，不断创新，让介入技术"无孔不入、无所不能、无法替代"。2021年滕皋军教授成功当选中国科学院院士，中国介入医学达到了一个新的高峰。随着现代科技的发展和医疗服务模式的转化，介入医学事业蓬勃发展，已经发展成为集理论、技术、学科、研发、创新五位一体的第三大临床诊疗体系，并形成了交叉与融合的"大介入"格局。

　　介入治疗范围可以说是"从头到脚"，由于血管疾病种类繁多，如何让大众了解介入适宜的病种和疗效？如何让介入治疗的患者更好地了解介入诊疗方式？为此"中国静脉联盟"和"国际血管联盟中国分部护理专业委员会"众多临床一线血管医护专家携手编撰了本书，帮助大众做到早预防、早诊断、早治疗、正确康复。全书共两部分，从不同维度、不同层面进行阐述。尤其对血管疾病的介入诊治方法进行了重点介绍，做到了经典与创新的有机结合。

　　医学科普的作用就是用公众易于理解、接受和参与的方式，将医学知识广泛传播，令人欣喜的是，随着互联网和5G时代的到来，科普的可获得性得到提高，打开了科普的新局面。本书符合科普内容对于通俗易懂的要求，平衡科普的广度与深度，解答了大众广泛关注的困惑和问题，揭示了很多"只有医生知道"的行业内幕，将复杂的科学知识用浅显生动的语言讲述出来，天然贴近于大众喜好，富有亲和力和实用性，尤其是以漫画的独特视角，使得大众与科普创作者间的距离拉得更近，让科普传播变得更加生动和有趣，期待关注和喜欢本书的读者们有所收获。

　　"左手是专业，右手是传播"，那是未来医者的模样，也是介入人的使命，我们介入人将不忘初心，砥砺前行，不断扩大学科影响力，不断创作出更多优秀的科普作品，让更多的医务人员、老百姓了解介入，让这种微创有效的先进治疗理念更多地造福于百姓！我们也深知本书还有许多不足之处，期盼同道予以批评指正，我们也将深感慰藉！

顾建平

前　言

　　近年来，血管疾病发生率逐年增高，介入医学的快速发展成为治疗血管疾病创伤小、恢复快、生存质量高的诊治途径。为帮助大众增进对血管性疾病的认识，呵护血管，做到早预防、早诊断、早治疗、正确康复，"中国静脉联盟"和"国际血管联盟中国分部护理专业委员会"众多临床一线血管医护专家编写了本书，以达到普及静脉相关疾病临床知识、推广介入诊疗理念、宣教血管疾病保健知识的初衷。

　　全书共两部分，第一部分概述血管疾病的预防保健知识，包括对血管疾病症状的认识，相关饮食、治疗、生活习惯和康复锻炼方面的内容。第二部分介绍血管疾病的症状、检查和治疗手段，包含静脉系统中脑血管、外周血管常见疾病，尤其对血管疾病的介入诊治方法进行了重点介绍。本书特色之一是采用科普语言并穿插漫画、各种比拟手法和案例小故事的形式，将晦涩难懂的专业术语通俗化，将各种知识以一问一答的方式呈现给读者；特色之二在于本书按照疾病分类编写，涵盖所有静脉疾病方面最前沿的研究进展。本书既适合相关专业医护人员阅读和参考，也适合向广大患者及家属普及介入医学的知识。

　　编者们参考了大量的专业书籍及最前沿的国内外文献资料，反复斟酌、精心设计，把对血管介入事业的无比热爱倾注到本书的编写之中，才使得本书能够在一年内完成了从疾病编写、制作漫画、反复修改到出版的全过程，在此对全体编者的辛勤付出表示诚挚的感谢！

尽管我们在整个过程中投入了最大的热情，但静脉相关疾病的介入诊疗和护理涉及内容多、范围广，由于我们水平和经验有限，首次编纂科普知识难免有错误和纰漏，请大家不吝批评指正。

李　燕　李海燕

目 录

第 1 章　认识静脉

第 2 章　静脉疾病

第 1 章
认识静脉

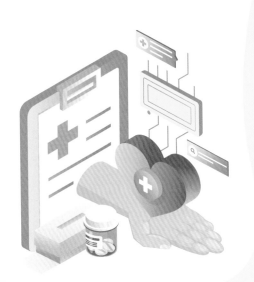

1. 什么是静脉?

静脉(vein)是将全身各处组织器官中的血液运送回心脏的血管。静脉血管其实是白色的，但因为运送的是含氧量少的暗红色血液，直观的看上去呈青紫色，透过皮肤观察就是青色的血管(图1-1-1)。

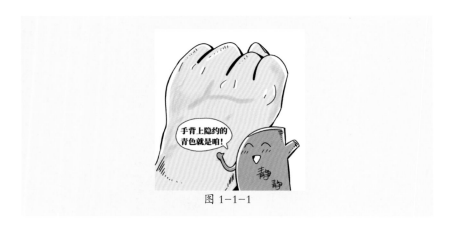

图 1-1-1

2. 静脉在身体中什么部位?

人体有细胞的地方就有静脉血管，所以说静脉在身体中无处不在。静脉分为浅静脉及深静脉，人们可以在身上直接看到的青色血管均为浅静脉，而深静脉埋藏在组织和器官深处不易观察。

3. 静脉与动脉有哪些区别?

动脉和静脉都是血管，由于功能的不同产生了不同的结构特点，动脉输送心脏的血液到全身，而静脉回收全身的血液返回至心脏。

　　如果拿相同部位的动、静脉作比较，主要有以下 4 点区别：①动脉血压高，管壁厚，管腔小，弹性强；静脉血压低，管壁薄，管腔大，弹性弱；②动脉可摸到搏动，而静脉触摸不到搏动，除非在动静脉瘘等疾病状态下；③动脉血呈鲜红色，静脉血的颜色呈暗红色，是由血液中氧的含量决定的；④静脉管腔中有单向静脉瓣，动脉则没有，因为动脉是将富含氧气的血液送往全身各处，而含氧量低的静脉血的目标只有心脏。

4. 为什么输液要选择静脉？

　　首先说说为什么动脉不能打：动脉的位置比较深，相对难以固定，打针难找，也不容易穿刺。即便穿刺成功，由于动脉内压力大，拔针后针眼难止血。而静脉位置表浅，管径粗，容易穿刺，药物随静脉血很快回流到心脏再运送到全身，起效快，是输液的不二选择（图 1-1-2）。

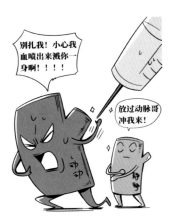

图 1-1-2

5. 静脉系统常见疾病有哪些表现？

静脉的功能是将血液运送回心脏，静脉疾病往往无法有效运送血液回心，出现以下几种临床表现：静脉血管曲张、肢体肿胀、胸腹腔积液、皮肤颜色加深、体温增高、疼痛等，可以发生在全身任何有静脉血管的部位。

6. 静脉疾病会遗传吗？

静脉疾病绝大多数不会遗传，但是有一些先天性血管发育异常疾病与遗传相关，如布—加综合征、蔓状血管瘤、动静脉畸形等。

7. 得了静脉疾病怎么办？

静脉系统疾病多为结构性改变，如静脉曲张、静脉畸形、血管瘤、动静脉瘘等；或者是血管内通道堵塞，如各种静脉血栓形成，管腔狭窄或闭塞。这些疾病可以发生在身体任何部位，仅靠吃药无法治愈，自己乱吃药还可能对凝血功能产生不利影响。所以一旦发现或确诊静脉疾病，一定要到正规医院系统治疗。

8. 为什么要认识静脉疾病？

静脉血管是人体重要的循环器官，一旦静脉生病会对健康产生严重影响。但静脉疾病往往发生缓慢，有迹可循，且多数为可逆转的。如果我们能够认识到导致静脉疾病产生的因素、发展的过程、预防的措施，将更有利于获得长久的健康，避免病痛缠身，避免不必要的伤害和痛苦，更好地享受这仅有一次的人生（图1-1-3）。

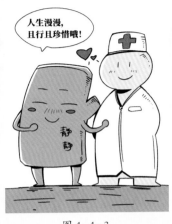

图 1-1-3

（薛明 李丹）

第二节 静脉疾病的检查

1. 静脉疾病常见检查有哪些？

（1）常规项目：包括血常规、肝功能、肾功能、尿常规、粪常规、胸片、心电图等，以全面评估患者病情。

（2）专科血液检验：D-二聚体、血栓弹力图、血脂全套分析以及遗传相关检查项目。

（3）无创检查：多普勒超声检查（图 1-2-1）、CT、核磁共振成像、红外线显像法、光电容积描记法等。

（4）有创检查：静脉造影等。

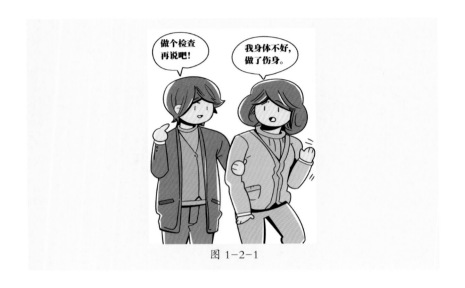

图 1-2-1

2. D-二聚体在静脉疾病中有哪些意义?

D-二聚体指标敏感度高,特异性低。D-二聚体升高不代表得了血栓,但 D-二聚体阴性的患者,大多可以排除深静脉血栓形成。

3. 听说做造影检查不仅有创还伤肾,这是真的吗?

静脉造影检查虽然属于有创检查,实则创伤很小,仅为一个针眼。通过静脉留置针注射含碘造影剂,进行血管影像检查(图 1-2-2)。造影剂引起血管内皮损伤及过敏反应的风险较小,对绝大多数患者来说是安全的。造影检查后患者应多饮水,有利于造影剂更快地从尿中排出体外。需要注意的是,有严重肝肾功损害、严重糖尿病、碘过敏、甲亢、骨髓瘤等疾病的患者应慎行造影检查。

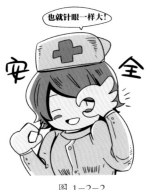

图 1-2-2

4.核磁共振检查也能用于静脉疾病的诊断吗？是否比CT更好？

核磁共振成像，也就是大家常说的"磁共振"，通常会在需要检查头部、腹部脏器、骨骼肌肉系统时接触到（图 1-2-3）。其原理就是利用人体的磁场、流动的血液和周围固定的组织所产生的磁信号不同，用于诊断静脉血栓形成等静脉疾病。

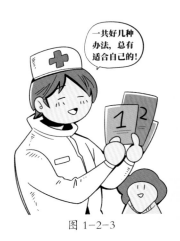

图 1-2-3

如果想要更好地显示血管影像，可以在静脉内注射对比剂，得到直观的静脉影像，即核磁共振静脉造影。可用于静脉阻塞性疾病和先天性静脉疾病的诊断，能更准确地显示髂静脉、股静脉、腘静脉血栓等下肢病变。与 CT 相比，核磁共振的优势在于规避 X 线对人体辐射的伤害性，故更适用于孕妇，但对于体内有磁金属植入物及装有心脏起搏器的患者不可实施该检查。

5. 除了超声、CT 和静脉造影，还能通过哪些方法诊断静脉有没有血栓形成呢？

（1）红外线显像是深静脉血栓形成的一种无创检查法，该方法与静脉造影相比可以发现绝大多数的深静脉血栓形成，红外线显像与静脉造影的符合率相当高。

（2）^{125}I 纤维蛋白原摄入检查也是用于下肢静脉血栓的检查项目。利用放射性核素 ^{125}I 的人体纤维蛋白原能被正在形成的血栓所摄取，每克血栓中的含量要比等量血液多 5 倍以上，因而形成放射显像。故静脉注射该剂后，对患肢的固定位置扫描，若发现放射剂出现骤然增多或者聚集性增多的现象，提示有下肢静脉血栓形成的可能。

（徐岚）

第三节　静脉疾病的治疗

1. 常见的静脉疾病介入手术治疗方法有哪些？

在抗凝治疗基础上，静脉疾病介入手术治疗方法包括：①下腔静脉滤器置入术与取出术；②溶栓治疗，分为经足背浅静脉顺行溶栓、经导管接触性溶栓；③经皮腔内机械性血栓清除术；④经皮腔内血管成形术和支架植入术等（图 1-3-1）。

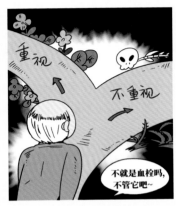

图 1-3-1

2. 关于下腔静脉滤器置入术与取出术

下腔静脉滤器是目前预防下腔静脉系统血栓脱落发生肺动脉栓塞的有效装置（图 1-3-2）。简单地说滤器就是个"保命装置"，起到预防作用，没有治疗作用。下肢静脉和下腔静脉造影证实已不需要滤器保护时，可行滤器取出术。

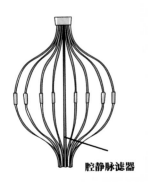

腔静脉滤器

图 1-3-2

3. 什么是溶栓治疗？

经患肢足背浅静脉顺行溶栓治疗——经足背浅静脉置入留置针，使用输液泵持续、小剂量输入溶栓药物进行溶栓治疗。溶栓期间可采用肢体气囊压力带间断阻断下肢浅静脉血流，这样可使更多的溶栓药物直接到达深静脉，提高深静脉内溶栓药物浓度。

经导管接触溶栓治疗——在影像技术引导下，经导管将溶栓药物间歇性注入或持续性匀速输注至病变血管，直接作用于血栓内部，达到溶解血栓的目的。常用溶栓剂为尿激酶、阿替普酶。

4. 什么是经皮腔内机械性血栓清除术？

经大腔导管抽吸——8 ～ 10 F 导管鞘和导引管经导丝方向插送至血栓栓塞处，用 50 毫升或 30 毫升注射器反复进行抽吸。

血栓清除装置消除血栓——将特制的导管插入血栓内进行粉碎或旋切、抽吸，即以机械方法将血栓清除。

目前，国内可用的血栓清除装置有：① AngioJet 血栓清除装置，将一定剂量溶栓剂高压喷射入血栓内部，加大与血栓接触面积后击碎血栓，再行血栓抽吸，适用于下肢静脉急性期血栓；② Straub Aspirex 血栓清除装置，该装置是在高速旋切的同时抽吸血栓，适用于下肢静脉急性期和亚急性期血栓。

5. 什么是经皮腔内血管成形术和支架植入术？

经皮腔内血管成形术是一种用球囊、导管对狭窄 / 闭塞血管进行扩张，扩大狭窄 / 闭塞处血管腔，恢复其原先管腔形状的介入手术方法。

支架植入术：将支架植入到血管腔的狭窄 / 闭塞部位并释放、膨胀至设定口径，持久支撑血管壁而维持血管通畅。

（朱翠芳 胡媛媛）

第五节　静脉疾病的用药

1. 静脉疾病常见口服药物有哪些?

（1）抗凝药物：控制血液高凝状态，溶解已形成的血栓。常见口服抗凝药物包括维生素 K 拮抗剂，如华法林；凝血因子 X 抑制剂，如利伐沙班等。

（2）静脉活性药物：常见药物包括黄酮类，如地奥司明，具有抗炎、促进静脉血液回流，减轻患肢肿胀和疼痛；马栗种子提取物，如七叶皂苷钠、迈之灵等，具有抗炎、减少渗出、增加静脉血管张力、改善血液循环、保护血管壁等作用。

（3）类肝素抗栓药物：如舒洛地特，有硫酸艾杜黏多糖和硫酸皮肤素两个主要成分，具有较强的抗血栓、保护内皮、抗血小板和抗炎作用。

2. 口服抗凝药期间是否需要定期去医院抽血?

口服华法林的患者，必须要定期监测国际标准化比值（international normalized ratio，INR），一般 INR 需要控制在 2.0 ~ 3.0。首次服用华法林后 4 ~ 5 天需要抽血，监测 INR 是否达标。此后，每周去医院抽血 1 ~ 2 次，INR 稳定之后，可更改为 1 ~ 2 周监测 1 次，之后每个月监测 1 次。如果 INR 未达标或者超过达标值，需要及时与医生联系。中途如果药物剂量有调整，需要重新密切监测 INR。

口服利伐沙班，不需要定期监测凝血指标（图 1-5-1）。

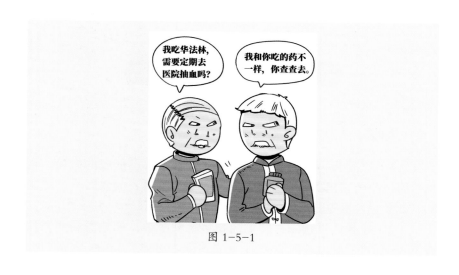

图 1-5-1

3. 口服利伐沙班需要注意什么？

利伐沙班目前国内有三种规格，分别为 10 毫克、15 毫克、20 毫克，均为口服制剂。10 毫克的利伐沙班生物利用度比较高，可与食物同服，也可以单独服用。15 毫克及 20 毫克利伐沙班，为了提高药物生物利用度，增加药物的吸收，应与食物同服。不能整片吞服的患者，可将药物碾碎，与食物混合后立即口服。

4. 吃药频次是一日三次，是不是就是早饭、午饭、晚饭后吃药？

不是的，大部分药效维持的时间是固定的。如果早饭、午饭、晚饭后吃，这就会造成早上的药还没发挥完作用，中午就把药补上了。晚饭到第二天早上间隔时间太长，药早就没有药效了。所以，如果医嘱是一日三次，我们可以遵循 8 小时原则，每天在 6 点、14 点、22 点服用药物，这样，就不会因为体内药物浓度波动影响药效发挥或对身体造成不良反应了。当然，特殊用法药物除外（图 1-5-2）。

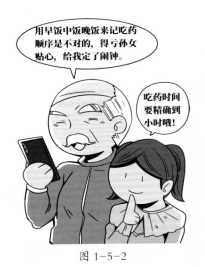

图 1-5-2

5. 服用抗凝药期间如何观察是否出血？

抗凝药物最主要的不良反应是出血，使用抗凝药物期间应严格自我观察全身有无出血现象。如刷牙时出现牙龈出血，或者身体无明显诱因出现瘀青、瘀斑，尿呈酱油色，大便带血，月经量异常增多等。最严重的是脑出血，出现头痛、呕吐等症状。服用抗凝药物期间如果出现上述情况，应立即到医院就医。

6. 如果抗凝药物漏服了，下一顿可以补上吗？

发现漏服的时间未超过给药间隔时间的 50%，可以补服。每日 2 次给药者（即每 12 小时服用 1 次），若距离下次服药时间还有 6 小时或以上时，可以补服。每日 1 次给药者，如果距离下次服药时间＞12 小时，可以补服（图 1-5-3）。

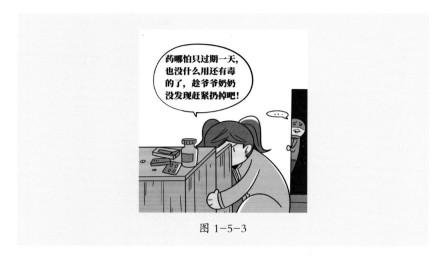

图 1-5-3

（王金萍　饶珉）

第六节　静脉疾病健康的生活习惯

1. 穿高跟鞋会引起下肢静脉疾病吗？

部分女性由于工作性质需穿高跟鞋，长时间穿着站立会让小腿肌肉持续处于紧张状态，没有有效地收缩和舒张。长时间的小腿肌肉收缩可能导致肌肉痉挛短缩，小腿泵血功能减弱，血液淤积在下肢静脉里，出现静脉曲张。高跟鞋的跟越高越容易引起下肢静脉曲张。

2. 跷二郎腿也会导致静脉曲张吗？

当跷二郎腿时，大隐静脉和膝盖后面的小隐静脉很容易受到压迫，血液回流不畅，就增加了静脉曲张发生的可能性。跷二郎腿也会损伤腰背部筋膜，导致脊椎变形，长期可导致盆腔倾斜、腰疼、长短腿、高低肩等。对于已经有静脉曲张、关节炎、腰椎间盘突出的患者，二郎腿就更不能跷了（图 1-6-1）。

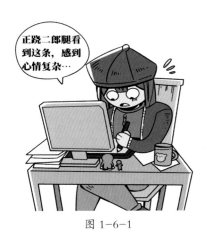

图 1-6-1

3. 久站、久坐如何预防静脉曲张？

（1）坚持锻炼，如下蹲运动，不但能锻炼肌肉，还能有效预防静脉曲张。

（2）不要天天穿高跟鞋，尤其是已经有静脉功能不全、静脉曲张的患者。

（3）做预防静脉曲张操：平躺，适当抬高腿维持 2 分钟，有助于下肢静脉回流。

（4）每天快走 15 分钟以上，可以有效改善症状。快速行走时，小腿肌肉运动加大，有利于静脉回流。

（5）坐位时，经常活动小腿，交替做收腿、伸腿等活动。

（6）需要长期久坐或者久站的工作人员（如教师、营业员等）可以穿着预防性的梯度压力袜。

4."十个网球""四个一"的膳食理念是什么？

饮食量以网球为参照物，中年人一天要吃 10 个"网球"（图 1-6-2）。1 个"网球"的肉（不到 100 克）：青少年可以稍微多吃点，老人要少于这个量。2 个"网球"的主食（200 克），最好是杂粮。3 个"网球"的水果（300 克）。不少于 4 个"网球"的蔬菜：蔬菜一定要尽可能地多吃，像黄瓜、西红柿、紫甘蓝、生菜这些要保持常吃、多吃（图 1-6-2）。

"四个一"：每天一个鸡蛋（50 ~ 60 克）（包括蛋黄）、一斤牛奶（250 ~ 500 克）、一小把坚果（30 克）、一块豆腐（200 克）。

5. 运动时有哪些注意事项？

（1）运动前要有 5 ~ 10 分钟热身活动，运动时应该注意量力而行，循序渐进。运动过程中或运动后避免出现明显的不适症状，如头痛、头晕、胸痛等。运动中要注意监测血压，防止出现心血管意外（图 1-6-3）。

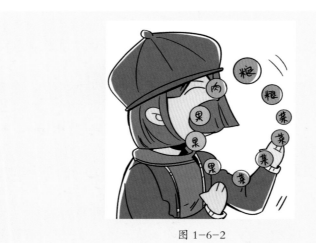

图 1-6-2

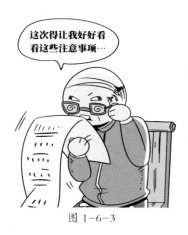

图 1-6-3

（2）锻炼时间最好在上午的 9 ~ 10 点，下午的 3 ~ 4 点。夏秋季在炎热的环境下，运动时要注意补水，建议少量多次饮水；冬季天气寒冷，要尽量避开清晨运动。避免运动过量，运动量自测方法：青壮年运动后心跳 ≤ 140 次 / 分，小孩和老年人 ≤ 120 次 / 分。

（3）穿着舒适吸汗的衣服：选棉质衣料，运动鞋是必要的。选择安全场所。饭后 2 小时运动，以免发生低血糖。

（郑玉婷）

第七节　静脉疾病的康复锻炼

被拒绝的"葛优躺"

小明做了左下肢静脉手术，躺在床上好生护着自己，谁也不让动。护士姐姐巡视后教育小明要多活动活动，小明说："医生不是让我静养吗？我可一点不能动的（图 1-7-1）！"

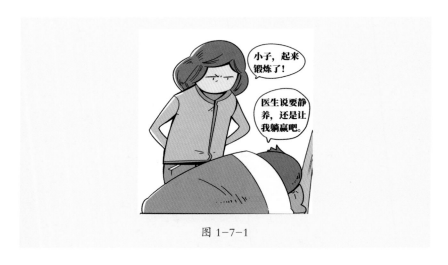

图 1-7-1

护士小姐姐笑了："小明同学，让我来告诉你为什么要动一动以及怎么活动。"

1. 什么是康复锻炼？

康复锻炼是尽可能确保我们拥有良好的身体、精神状态及社会生活状况所必需的行动总和。目的是调整身体和精神的不适应，使之早日康复出院，预防疾病再复发，提高生活质量（图 1-7-2）。

2. 康复锻炼在静脉疾病治疗中的价值

静脉疾病治疗过程中，采用康复锻炼是为了缓解静脉疾病带来的各种症状或改善静脉功能，根据疾病的特点进行全身或局部的运动以达到协同治疗目的的方法。它在恢复、重建功能中起着极其重要的作用，是静脉疾病治疗的重要措施之一。

3. 上肢静脉疾病常见的康复锻炼方法有哪些？

上肢静脉疾病的康复锻炼方法主要是运动锻炼操联合握拳训练，具体的运动方法按下面步骤来做：

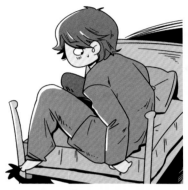

图 1-7-2

（1）前臂运动。双臂平举向前，掌心向地面，双臂由前自下后方移动，再向前恢复至平举状态。

（2）扩胸运动。双手握拳，抬至胸前水平位置，向两侧尽可能展开。

（3）上举运动。双手胸前交叉，健侧协助患侧上举过头，平放至肩部水平再双手胸前交。

（4）体转运动。分开两腿，平举双臂，身体左转后胸前击掌再向右转，双臂伸直后侧上举。

（5）握拳训练。采用电子握力器进行训练，分别在手臂垂直向下、水平方向进行握拳，初期每次握力 2 ~ 3 kg，根据耐受情况适当调整，每天早、中、晚各 1 次，每次 5 ~ 10 分钟。

4. 下肢静脉疾病常见的康复锻炼方法有哪些？

因疾病原因需静卧制动的患者除外，鼓励下肢静脉疾病的患者根据治疗要求，选择主动或被动模式进行康复锻炼。具体如下：

（1）卧床状态下可以采用踝泵运动。

意识不清的患者，生活照顾者可为患者行足踝被动运动：左手固定踝部，右手握住足部前端行踝关节屈伸运动、足内外翻运动和屈、内翻、伸、外翻，每日 10 ～ 15 次，时间依病情而定。

意识清醒的患者，指导其行床上足踝关节主动屈伸运动、足内外翻运动和屈、内翻、伸、外翻组合"环转"运动，足屈伸、内外翻运动 30 ～ 35 分钟，"环转"运动 15 ～ 20 分钟。运动时双下肢交替进行，不可活动过猛，防止小血栓脱落，引起脑、肺栓塞。

（2）非卧床状态提倡早期下地活动（垫脚运动）。

活动的顺序为床上坐起 15 秒—床边站立 15 秒—扶床行走，每日 2 ～ 3 次，每次 15 ～ 20 分钟，在此基础上逐渐增加运动强度，以便患者能够独立完成各项运动，并逐渐提高步行的速度和距离。同时避免久站久坐，因其可减缓下肢血液的回流速度，从而增加血栓形成的风险（图 1-7-3）。

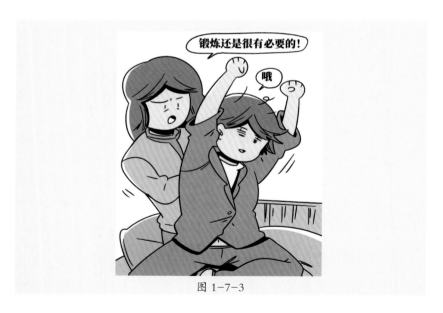

图 1-7-3

5. 可借助医疗器械进行的康复锻炼有哪些？

四肢部位静脉疾病的患者，可以在康复医师的指导和协助下进行专业性的器械辅助康复锻炼，常见以下几种方法：

（1）挤压疗法：①空气压力治疗仪：适合四肢部位静脉疾病康复，通过同期性或间歇性地对患肢施加空气压力，依照特定的顺序依次按摩足部—小腿—膝盖—大腿，按摩的速度与人体血流速度大致相等，患者舒适度好，能有效促进静脉血液及淋巴液的回流，降低组织水肿，防止肌肉萎缩。初始推荐压力为 60 mmHg，待 2 分钟后患者适应套筒压力后可逐渐升高，但不应超过 150 mmHg，持续治疗时间为 15 ～ 20 分钟，建议每日 2 次，根据治疗师方案制定治疗时长，常 10 天为 1 个疗程；②梯度压力袜：用于下肢静脉疾病康复。梯度压力原理是在足踝处建立最高压力，并沿腿部向心脏方向逐渐降低，促进血液回流；缩减静脉截面积，改善静脉瓣膜功能，增强骨骼肌静脉泵作用；调节部分凝血因子水平，增强下肢深部组织氧合作用，从而有效预防血栓。

（2）微波热疗法：适合四肢及躯干部位静脉疾病康复。将微波能集中照射到病变组织部位，促进机体血液循环、增强新陈代谢、提高免疫功能和改善局部营养等。在伤口愈合治疗中可加速伤口部位新鲜肉芽组织生长，提高组织再生能力。使用时将微波治疗仪置于皮肤上方 2 ～ 5 厘米处，微波局部照射，功率为 20 ～ 30 W，温度为 40 ～ 42 ℃，穿透深度 3 ～ 4 厘米，每次 20 分钟，连续 3 周。

（李春红）

第八节 静脉疾病相关护理技术

1. 下肢周径测量技术

（1）操作前准备：护士职业素质准备，备齐用物至患者床边，核查患者身份，解释操作流程并取得配合。

（2）床边隔帘遮挡，护士协助患者平卧，双下肢伸直，褪去双侧裤腿。操作中注重人文关怀，如肢体保暖、保护隐私等。

（3）下肢周径测量

①标记髌骨上缘及髌骨下缘，量取髌骨中点并标记（图1-8-1A）。

②标记髌骨中点向上15厘米和髌骨中点向下10厘米（图1-8-1B）。

③皮尺上缘置于髌骨中点向上15厘米处，测量肢体周径并标记皮尺下缘（图1-8-1C）。

④皮尺下缘置于髌骨中点向下10厘米处，测量肢体周径并标记皮尺上缘（图1-8-1D）。

⑤以同样的方法测量对侧并记录。

⑥测量时操作者沿着标记线平放皮尺，皮尺紧贴皮肤，松紧度以皮肤不产生夹挤皱褶为度。

⑦抬高患肢：测量操作结束，抬腿垫抬高患肢，要求患肢高于心脏水平20～30厘米。

⑧协助患者取舒适卧位，在治疗卡上记录测量值。

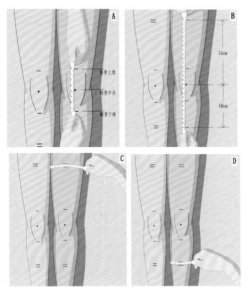

图 1-8-1　下肢周径测量图

2. 深静脉留置导管 / 鞘管固定技术

（1）穿刺部位使用透明敷料，无张力固定（图 1-8-2A）。

（2）为避免或缓解溶栓导管对局部皮肤的压迫，在大腿上方粘贴弹力绷带，将溶栓导管放置于弹力绷带上（图 1-8-2B）。

（3）穿刺部位上方无菌纱布覆盖，弹力绷带"8"字交叉固定（图 1-8-2C）。

（4）外露导管在弹力绷带上方"环形"绕圈，并用弹力绷带横向固定（图 1-8-2C）。

（5）导管上方纵行弹力绷带固定（图 1-8-2D）。

（6）粘贴导管 / 鞘管标识（图 1-8-2E）。

（7）导管 / 鞘管输液泵用药时，三通末端使用带螺旋接口的输液器（图 1-8-2F）。

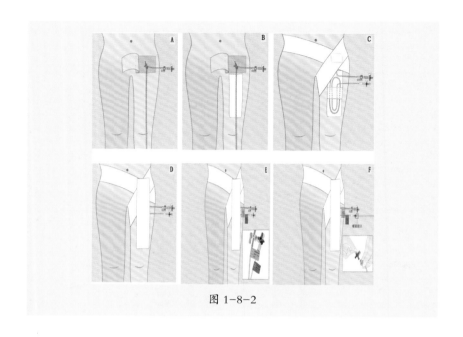

图 1-8-2

3. 抗凝剂皮下注射技术（图 1-8-3）

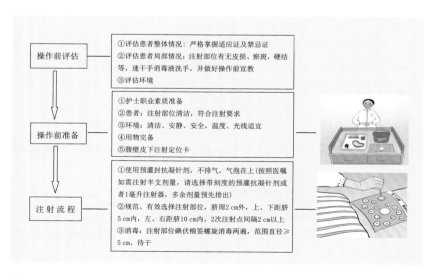

操作前评估
①评估患者整体情况：严格掌握适应证及禁忌证
②评估患者局部情况：注射部位有无皮损、瘀斑，硬结等。速干手消毒液洗手，并做好操作前宣教
③评估环境

操作前准备
①护士职业素质准备
②患者：注射部位清洁，符合注射要求
③环境：清洁、安静、安全、温度、光线适宜
④用物完备
⑤腹壁皮下注射定位卡

注射流程
①使用预灌封抗凝针剂，不排气，气泡在上（按照医嘱如需注射半支剂量，请选择带刻度的预灌封抗凝针剂或者 1 毫升注射器，多余剂量预先排出）
②规范、有效选择注射部位，脐周 2 cm 外，上、下距脐 5 cm 内，左、右距脐 10 cm 内，2 次注射点间隔 2 cm 以上
③消毒：注射部位碘伏棉签螺旋消毒两遍，范围直径 ≥ 5 cm，待干

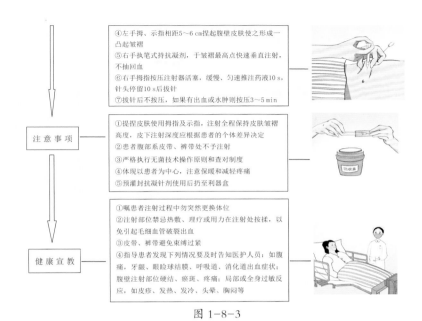

④左手拇、示指相距5~6 cm捏起腹壁皮肤使之形成一凸起皱褶

⑤右手执笔式持抗凝剂，于皱褶最高点快速垂直注射，不抽回血

⑥右手拇指按压注射器活塞，缓慢、匀速推注药液10 s，针头停留10 s后拔针

⑦拔针后不按压，如果有出血或水肿则按压3~5 min

①提捏皮肤使用拇指及示指，注射全程保持皮肤皱褶高度，皮下注射深度应根据患者的个体差异决定

②患者腹部系皮带、裤带处不予注射

③严格执行无菌技术操作原则和查对制度

④体现以患者为中心，注意保暖和减轻疼痛

⑤预灌封抗凝剂使用后扔至利器盒

①嘱患者注射过程中勿突然更换体位

②注射部位禁忌热敷、理疗或用力在注射处按揉，以免引起毛细血管破裂出血

③皮带、裤带避免束缚过紧

④指导患者发现下列情况要及时告知医护人员：如腹痛、牙龈、眼睑球结膜、呼吸道、消化道出血症状；腹壁注射部位硬结、瘀斑、疼痛；局部或全身过敏反应，如皮疹、发热、发冷、头晕、胸闷等

注意事项

健康宣教

图 1-8-3

4. 梯度压力袜（graduated compression stockings，GCS）的穿脱流程（图 1-8-4）

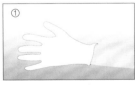

①

穿着 GCS 前可佩戴专用手套

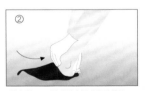

②

露趾型 GCS 可先将助穿袜套套于足部

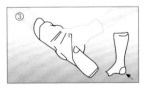

③

将手伸进 GCS 里直到足跟，用拇指和食指捏住袜跟部中间，将 GCS 沿顶部往下拉，从里至外翻至袜跟部

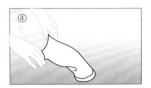

④

双手沿 GCS 两侧轻柔地将 GCS 拉向足跟部，确保 GCS 对应足跟位置与足跟吻合

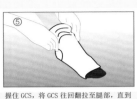

握住 GCS，将 GCS 往回翻拉至腿部，直到袜子完全穿上

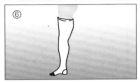

穿着后用手抚平并检查袜身，保持其平整

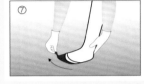

穿好 GCS 后，应去除助穿袜套，收好备用

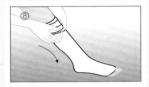

若需要脱下 GCS，用拇指沿 GCS 内侧向外翻，自上而下顺腿轻柔脱下

图 1-8-4

引自《介入放射学杂志》见刊的《梯度压力袜用于静脉血栓栓塞症防治专家共识》

5. 空气波压力治疗仪操作流程（图 1-8-5）

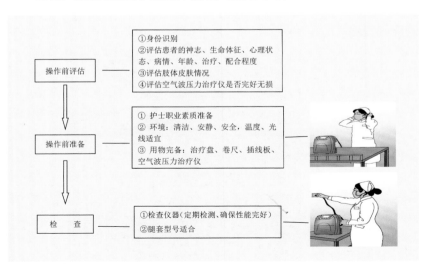

```
操作前评估 —— ①身份识别
                ②评估患者的神志、生命体征、心理状
                  态、病情、年龄、治疗、配合程度
                ③评估肢体皮肤情况
                ④评估空气波压力治疗仪是否完好无损

操作前准备 —— ① 护士职业素质准备
                ② 环境：清洁、安静、安全、温度、光
                  线适宜
                ③ 用物备：治疗盘、卷尺、插线板、
                  空气波压力治疗仪

检　查 —— ①检查仪器（定期检测、确保性能完好）
            ②腿套型号适合
```

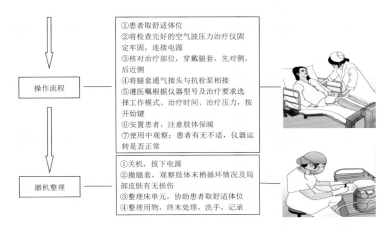

操作流程	①患者取舒适体位 ②将检查完好的空气波压力治疗仪固定牢固，连接电源 ③核对治疗部位，穿戴腿套，先对侧，后近侧 ④将腿套通气接头与抗栓泵相接 ⑤遵医嘱根据仪器型号及治疗要求选择工作模式、治疗时间、治疗压力，按开始键 ⑥安置患者，注意肢体保暖 ⑦使用中观察：患者有无不适，仪器运转是否正常
撤机整理	①关机，拔下电源 ②撤腿套，观察肢体末梢循环情况及局部皮肤有无损伤 ③整理床单元，协助患者取舒适体位 ④整理用物，终末处理，洗手，记录

图 1-8-5

6.PICC 导管维护流程图（图 1-8-6）

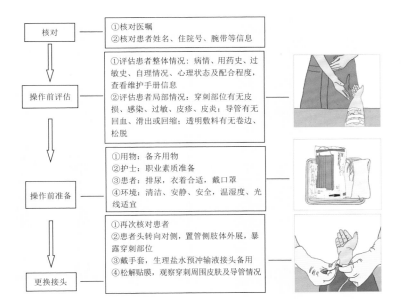

核对	①核对医嘱 ②核对患者姓名、住院号、腕带等信息
操作前评估	①评估患者整体情况：病情、用药史、过敏史、自理情况、心理状态及配合程度，查看维护手册信息 ②评估患者局部情况：穿刺部位有无皮损、感染、过敏、皮疹、皮炎；导管有无回血、滑出或回缩；透明敷料有无卷边、松脱
操作前准备	①用物：备齐用物 ②护士：职业素质准备 ③患者：排尿，衣着合适，戴口罩 ④环境：清洁、安静、安全、温湿度、光线适宜
更换接头	①再次核对患者 ②患者头转向对侧，置管侧肢体外展，暴露穿刺部位 ③戴手套，生理盐水预冲输液接头备用 ④松解贴膜，观察穿刺周围皮肤及导管情况

⑤手消毒，分离输液接头与 PICC 导管，酒精棉片包裹接口，螺旋机械性摩擦消毒导管接口≥15 s
⑥接输液接头抽回血，脉冲式冲管并正压封管

更换敷料

①向心性撕除贴膜：松动敷料四周后，以穿刺点为 0° 或 180° 揭除透明敷料，擦除胶布痕迹，观察穿刺周围皮肤及导管情况，脱手套，手消毒

②消毒：打开换药包，酒精棉棒避开穿刺点及导管，顺时针和逆时针交替清洁去脂

③碘伏棉棒以穿刺点为中心，向外螺旋式顺、逆、顺时针消毒皮肤及导管 3 次，消毒范围＞透明敷料 1cm 以上，待干

④摆放体外导管：手消后，戴无菌手套，无张力贴透明敷料，贴膜至少盖住连接器的翼型一半

⑤脱去手套，手消毒
⑥胶布固定

⑦标注维护日期、时间、刻度、操作者姓名首字母缩写

安置患者

①协助患者取舒适体位，整理床单和用物
②健康宣教

终末处理

按用物分类处置方法，垃圾合理分类

洗手、记录

①七步洗手法洗手
②导管维护信息记录于护理记录单和维护手册上

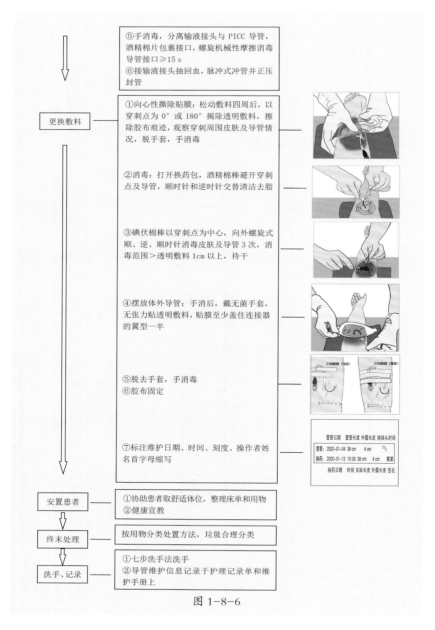

图 1-8-6

7. 输液港维护流程图（图 1-8-7）

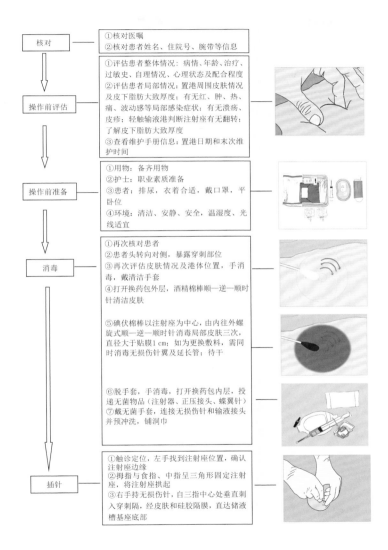

核对
①核对医嘱
②核对患者姓名、住院号、腕带等信息

操作前评估
①评估患者整体情况：病情、年龄、治疗、过敏史、自理情况、心理状态及配合程度
②评估患者局部情况：置港周围皮肤情况及皮下脂肪大致厚度；有无红、肿、热、痛、波动感等局部感染症状；有无溃疡、皮疹；轻触输液港判断注射座有无翻转；了解皮下脂肪大致厚度
③查看维护手册信息：置港日期和末次维护时间

操作前准备
①用物：备齐用物
②护士：职业素质准备
③患者：排尿，衣着合适，戴口罩，平卧位
④环境：清洁、安静、安全，温湿度、光线适宜

消毒
①再次核对患者
②患者头转向对侧，暴露穿刺部位
③再次评估皮肤情况及港体位置，手消毒，戴清洁手套
④打开换药包外层，酒精棉棒顺—逆—顺时针清洁皮肤

⑤碘伏棉棒以注射座为中心，由内往外螺旋式顺—逆—顺时针消毒局部皮肤三次，直径大于贴膜 1 cm；如为更换敷料，需同时消毒无损伤针翼及延长管；待干

⑥脱手套，手消毒，打开换药包内层，投递无菌物品（注射器、正压接头、蝶翼针）
⑦戴无菌手套，连接无损伤针和输液接头并预冲洗，铺洞巾

插针
①触诊定位，左手找到注射座位置，确认注射座边缘
②拇指与食指、中指呈三角形固定注射座，将注射座拱起
③右手持无损伤针，自三指中心处垂直刺入穿刺隔，经皮肤和硅胶隔膜，直达储液槽基座底部

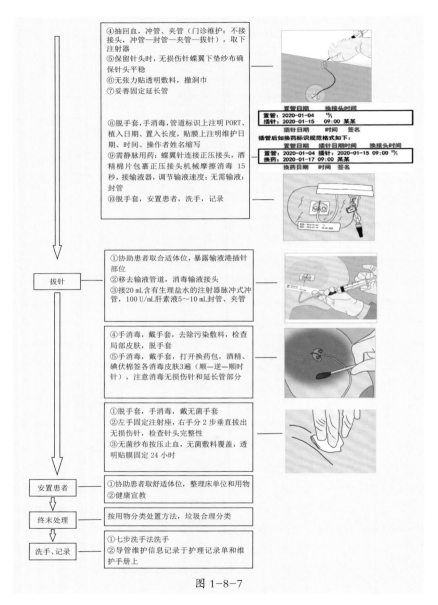

④抽回血，冲管、夹管（门诊维护：不接接头，冲管—封管—夹管—拔针），取下注射器
⑤保留针头时，无损伤针蝶翼下垫纱布确保针头平稳
⑥无张力贴透明敷料，撤洞巾
⑦妥善固定延长管

⑧脱手套，手消毒，管道标识上注明 PORT、植入日期、置入长度，贴膜上注明维护日期、时间、操作者姓名缩写
⑨需静脉用药：蝶翼针连接正压接头，酒精棉片包裹正压接头机械摩擦消毒 15 秒，接输液器，调节输液速度；无需输液：封管
⑩脱手套，安置患者，洗手，记录

置管日期		换接头时间	
置管：2020-01-04			¹/₅
插针：2020-01-15	09:00	某某	
插针日期	时间	签名	

插管后如换药标识规范格式如下：

置管日期		插针日期时间	换接头时间	
置管：2020-01-04	插针：2020-01-15 09:00			¹/₅
换药：2020-01-17 09:00 某某				
换药日期	时间	签名		

拔针

①协助患者取合适体位，暴露输液港插针部位
②移去输液管道，消毒输液接头
③接20 mL含有生理盐水的注射器脉冲式冲管，100 U/mL肝素液5～10 mL封管、夹管

④手消毒，戴手套，去除污染敷料，检查局部皮肤，脱手套
⑤手消毒，戴手套，打开换药包，酒精、碘伏棉签各消毒皮肤3遍（顺—逆—顺时针），注意消毒无损伤针和延长管部分

①脱手套，手消毒，戴无菌手套
②左手固定注射座，右手分2步垂直拔出无损伤针，检查针头完整性
③无菌纱布按压止血，无菌敷料覆盖，透明贴膜固定24小时

安置患者

①协助患者取舒适体位，整理床单位和用物
②健康宣教

终末处理

按用物分类处置方法，垃圾合理分类

洗手、记录

①七步洗手法洗手
②导管维护信息记录于护理记录单和维护手册上

图 1-8-7

（葛静萍　马克）

第 2 章
静脉疾病

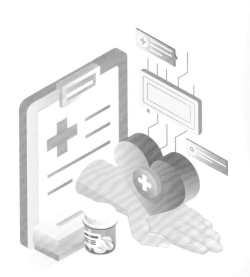

第一节 头颈部静脉畸形

小美，在全家人的期盼中出生了，是一名可爱的小姑娘。妈妈刚感受到初为人母的喜悦，就被襁褓中的女儿吓了一跳，只见小美的右脸颊、下颌部到颈部有散在零星的青紫色的斑块，好像被人掐了一样。

妈妈就怀疑爸爸，"你是不是嫌弃咱小美是女孩？"

"没有呀！"爸爸满脸委屈，"男女都一样，女儿可是爸爸上辈子的小情人！"

"可咱女儿这脸上和脖子上的青斑是怎么回事？不会是产伤吧！"

家里老人赶忙来打圆场，说："没事，没事，小孩子都这样的，咱小美长长就好了。"家有一老，如有一宝。老妈见多识广，老妈的话消除了宝妈的顾虑。

日子在照顾孩子的"鸡飞狗跳"中一天一天过去了。孩子也渐渐长到了两岁，可是，当初的青紫色斑块却由零星渐渐连成一片，面积越来越大。特别是在宝宝哭闹时，时不时地突出皮肤表面，就像一个肿起的包（图2-1-1）；安静时，又恢复了原样。家人就担起了心来，思来想去，还是决定到医院看看。经专家诊断，小美得的是头颈部静脉畸形。

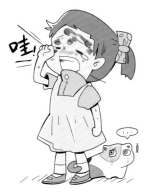

图 2-1-1

1. 什么是头颈部静脉畸形？

静脉畸形曾称为"海绵状血管瘤"，是最常见的低速脉管畸形，由大小不等的扩张静脉构成，40% 发生于头颈部，绝大多数为散发性。静脉畸形属于发育畸形而不是人们常说的肿瘤，部分患者与染色体异常有关。

2. 头颈部静脉畸形有什么症状？

静脉畸形大多出现在面部、颈部、眼睑、口唇附近，位置深浅不一（图 2-1-2），如果位置较深，则皮肤或黏膜颜色正常；如果位置较浅，就会从皮肤表面看到蓝色或深紫色印记。当情绪激动或头低于胸口时，印记明显充血膨大；情绪平复或体位恢复正常后，肿胀随之缩小、复原。

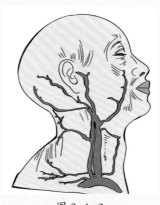

图 2-1-2

3. 头颈部静脉畸形不治疗，可以自愈吗？

不会。静脉畸形病灶与身体成比例生长，不会自行消退。

4. 出现什么症状需要医院就诊？

静脉畸形因其外观不明显，往往错过最佳治疗时期，而造成严重后果。部分静脉畸形会引起疼痛、溃疡、出血，甚至压迫周围其他组织，造成语言、吞咽和呼吸功能障碍，严重者危及生命。故一旦发现，建议尽快就诊。

5. 面部病灶治疗后会留下疤痕吗？

根据创口面积不同，手术治疗可能会留下痕迹，影响美观。电化治疗和激光治疗，会引起皮肤明显疤痕。硬化剂治疗，根据选用的硬化剂不同，会有部分患者局部肿胀持续数天或数周，大部分患者消肿后外观接近正常。

（冯英璞）

第二节　四肢血栓性浅静脉炎

　　张大爷最近咳嗽发烧，天天到社区诊所输液。输液就输液呗，要求还多……右手不能挂水，影响刷手机！膀子也不能挂，说是撩起袖子膀子嫌冷，也不方便他观察针眼！这不，左手背上就一条条件好点的静脉，大爷说："姑娘，没事哦！就戳他！我每次挂水就打这，耐驼（南京方言）得很！搞得护士哭笑不得。

　　一连七天治疗，咳嗽咳痰见好了，但发烧却是退了又烧上来。张大爷的胳膊好像有点肿，撩起袖子才发现输液的那条胳膊沿着血管有好几条红红的印子（图 2-2-1）。

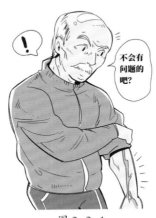

图 2-2-1

　　诊所医生一看："没事儿没事儿，有些患者受到药物刺激静脉会发红的，把水拔了歇会就会消的。"

　　回家后张大爷的胳膊胀疼得越来越厉害，而且头也越来越烫了，一量体温 39.0 ℃，家人连忙把张大爷送到了医院。

医生告诉他们："张大爷胳膊上这些红红的印子是：血栓性浅静脉炎，好发于四肢，所以称为四肢血栓性浅静脉炎。"

张大爷的家人很疑惑："不就挂了个水，'治病'怎么会'致病'呢？"

1. 什么是四肢血栓性浅静脉炎？

四肢血栓性浅静脉炎是发生于四肢浅表静脉的一种非化脓性静脉炎症，常伴有血栓的形成，血栓与炎症互为因果。

临床的病因比较多，比如：

（1）患有下肢静脉曲张，由于静脉血淤滞、皮肤营养不良、局部慢性感染，使曲张的静脉受缺氧和炎症的损害，导致血栓性浅静脉炎。

（2）静脉受到各种物理性、化学性刺激，见于反复的静脉穿刺、静脉内置管、输注刺激性强的药物，如化疗、扩血管、高渗性药物等。

（3）静脉输液过程中静脉医源性感染，见于输注的药物不洁及操作不规范。

（4）手术、外伤、烧伤、心肌梗死、输血、肿瘤等可诱发本病。

（5）血管壁弹性降低，如高龄、吸烟、糖尿病、肥胖、肢体水肿、心衰等也可诱发本病。

2. 四肢血栓性浅静脉炎的症状有哪些？

患处静脉红肿，呈条索状，伴有明显疼痛和压痛，疼痛部位及周围皮肤温度升高。急性炎症消散后，条索状物硬度增加，皮肤留有色素沉着。

3. 四肢血栓性浅静脉炎会复发吗？

单纯性血栓性浅静脉炎经过正规治疗痊愈后，避免再受理化刺激一般较少复发。若是游走性血栓浅静脉炎病情会有反复性，一处好转又会在另一处重新出现。

4. 四肢血栓性浅静脉炎能自愈吗？

四肢血栓性浅静脉炎能否自愈要看起病原因。

（1）因为输液浓度或者是渗透压原因导致的血栓性浅静脉炎，一般 2 ~ 3 周大多可以自愈。

（2）继发于下肢浅静脉曲张者，由于血流停滞导致血栓性浅静脉炎，这种浅静脉炎是非感染性的，一般来说也是可以自愈的。

（3）化脓性的浅静脉炎，一般很难完全治愈，需要经过消炎治疗，包括全身用药和局部的处理，甚至需要切开引流。

5. 四肢血栓性浅静脉炎的患者生活中应该注意什么？

（1）不建议局部按摩、理疗、揉搓，以免损伤静脉壁，加重症状（图 2-2-2）。

（2）寒冷季节，适当患肢保暖。

（3）降低血液黏稠度：多饮水，平时多食碱性食品，如海带、黑木耳、洋葱、黄瓜、芹菜、香菇、大蒜、芝麻、山楂等。研究表明，碱性食品可防止酸性物质在血管壁上沉积，有软化血管的作用。

（4）患肢锻炼：患肢锻炼不能操之过急，活动量要适当，以不引起肢体疼痛等不适感为度（图 2-2-3）。

（5）防止创伤：尤其是皮肤有溃疡者，避免搔抓、碰撞再发创伤，以免发生或加重感染。

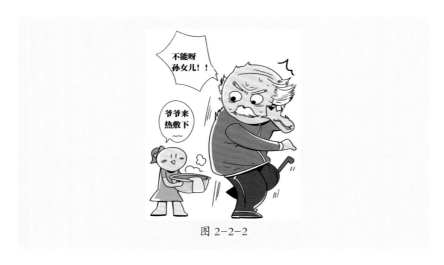

图 2-2-2

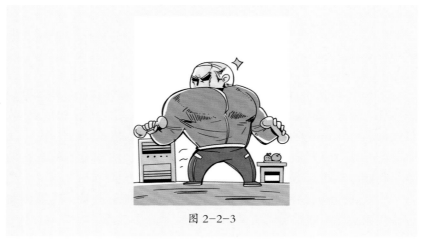

图 2-2-3

（曹宏霞　胡晓燕）

第三节　四肢淋巴管阻塞

寻找"猪蹄手"的元凶

就在这几天，刘姐姐的左手从手指到整个手臂出现明显的肿胀，已经彻底成为又白又肥的"猪蹄手"。这可把刘姐姐急坏了，赶紧去医院检查结果。医生仔细看了看她的"猪蹄手"，再结合过往病史资料及一系列检查，找到了真凶——四肢淋巴管阻塞。原来刘姐姐6个月前做过乳腺全切加腋窝淋巴结清扫术。

医生安慰道："这'猪蹄手'就是淋巴管阻塞性水肿的一种表现。你的这个症状是可以通过一系列治疗和干预措施让它减轻或消失的，别太紧张。"

刘姐姐："我怎么这么倒霉啊，一波未平一波又起，医生你一定要帮帮我！"

医生："别急别急，我先来给你科普下这个病。"

1. 淋巴系统存在于人体的哪个部位？

淋巴系统是人体内重要的防御系统，它遍布全身各处，由淋巴管（分为毛细淋巴管、淋巴管、淋巴干、淋巴导管）、淋巴组织（分为弥散淋巴组织、淋巴小结）、淋巴器官（如胸腺、骨髓、脾、扁桃体等）构成。

2. 淋巴系统和静脉系统有什么联系？

静脉系统构成人体循环系统的一部分，而淋巴系统与我们的循环系统通过淋巴循环紧密联系在一起。人体淋巴循环为单向运输，淋巴液经淋巴管最终汇入静脉系统。正常人在静息状态下，淋巴管内的淋巴液流速相当于静脉血的 1/10 左右，每小时约有 120 毫升淋巴液回流入静脉。

3. 四肢淋巴管阻塞有什么临床表现?

各种原因造成淋巴管损伤、狭窄、闭塞以及纤维化，使四肢远端淋巴液回流受阻，阻塞部位以下的淋巴管压力增高，淋巴液流入周围组织，导致远端肢体出现水肿，临床上称之为"淋巴水肿"。淋巴液在皮下组织积聚可以引起纤维增生、脂肪硬化、皮肤增厚增粗，坚如象皮，故又称"象皮肿"（图 2-3-1）。

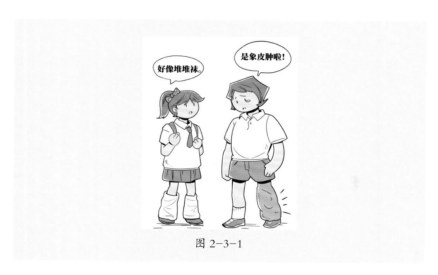

图 2-3-1

4. 什么样的人易患四肢淋巴管阻塞?

原发性淋巴管阻塞见于淋巴系统先天发育有缺陷的患者。

继发性淋巴管阻塞见于：①丝虫病；②各种外科手术特别是淋巴结清扫及对组织创伤性较大的手术术后（图 2-3-2）；③肿瘤患者放疗后。

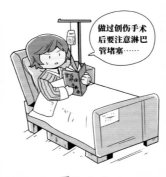

图 2-3-2

5. 患有四肢淋巴管阻塞后能否活动?

一般情况下可正常生活作息, 适当活动, 但因避免如下情况:

（1）避免过度劳累（图 2-3-3）, 调整生活作息, 保证身体有正常的免疫力。

（2）预防四肢损伤、感染; 如果发生损伤或感染, 请及时就医治疗。

（3）避免穿戴过紧的内衣裤、项链和吊带胸罩。

（4）避免四肢做高难度、剧烈运动或搬运重物, 避免碰撞与受压。

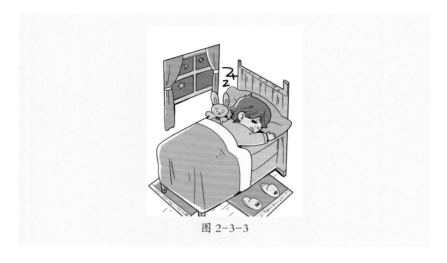

图 2-3-3

（曾云菲）

第四节　上肢深静脉血栓形成

嬷嬷"拜菩萨"

嬷嬷，快 80 岁了，喜欢拜菩萨，遇到任何难题第一时间就想到求仙拜佛。最近嬷嬷在上山打板栗的过程中摔了一跤，过了几天一只胳膊突然又疼又肿还发烫。于是嬷嬷拖着她的胳膊去庙里拜菩萨。

嬷嬷："菩萨啊，请你帮帮我呀，我又没做亏心事，我的胳膊怎么这样了啊？你保佑它快点好起来。我会给你烧香火的噢。"

仙人眯眼一看："来我给你开点汤喝喝，喝完这一服汤，包你病去如抽丝！"

嬷嬷："菩萨呀，谢谢你好菩萨！"嬷嬷虔诚地拜了又拜。

过了几天，嬷嬷的胳膊不但没好反而肿得更厉害了，整个胳膊成了青紫色，胀疼得很。嬷嬷赶紧又去求菩萨。

"庙里的人，我喝了你的汤怎么不管用呢？"

庙里的人一看嬷嬷的胳膊也吓坏了："恕我无能为力！你还是去医院吧！"

嬷嬷赶到医院，医生："老人家，这病叫'上肢深静脉血栓形成'，可是个要命的病啊，身体出了问题要来医院，菩萨可帮不了你啊！"

嬷嬷："医生你可要帮我啊，你就是活菩萨啊！"

1. 上肢的深静脉有哪些？

上肢深静脉包括起自手掌两侧的桡静脉和尺静脉、上臂中部的肱静脉、腋窝处的腋静脉、肩部的锁骨下静脉。上肢深静脉一路收集来自上肢的静脉血，最后与来自颈部的颈内静脉汇合，形成头臂静脉。

2. 出现哪些症状，是上肢深静脉血栓形成的信号？

上肢深静脉血栓形成多见于长期输液、上肢留置导管（如 PICC 导管、留置针）、外伤等患者。主要症状有：

（1）上肢肿胀（图 2-4-1）。

（2）上肢浅静脉曲张，局部呈现紫红色或者青紫色。

（3）伴或不伴受累部位疼痛、皮温升高、颈部或肢体运动障碍、红斑或麻木感等表现。

（4）血栓脱落引起肺栓塞会出现胸闷、气短、咳痰带血、胸痛、呼吸困难甚至晕厥、猝死。

3.Paget-Schroetter 综合征又是什么病？

Paget-Schroettersaie 综合征简称 PSS，即原发性锁骨下静脉血栓形成，又名受挫性血栓形成。患者以青壮年居多，平均发病年龄约 30 岁，男女比例约为 2 : 1。右侧锁骨下静脉受累较常见，可能和人们多数惯用右手相关。60%～80%的患者和上肢过度运动有关（图2-4-2），如在高尔夫、棒球、网球和游泳运动员，水暖工、电工和体力劳动者等职业人群中，发病率较高。

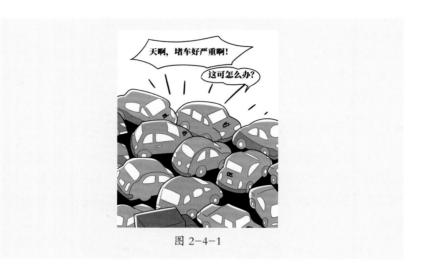

图 2-4-1

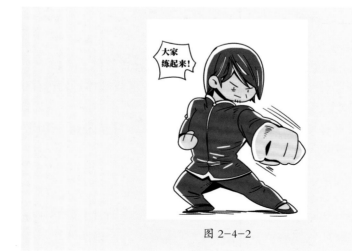

图 2-4-2

4. 数字减影血管造影是首选的筛查方法吗？

数字减影血管造影是确诊该病的"金标准"（图 2-4-3），但并非首选筛查方法。彩色超声多普勒检查没有创伤、辐射，敏感度达到 78% ~ 100%，特异度达到 82% ~ 100%，被推荐为本病的首选筛查方法。

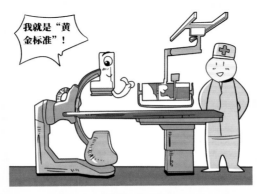

图 2-4-3

5. 七叶皂苷类、黄酮类药物有什么作用？

七叶皂苷类、黄酮类（如地奥司明）属于静脉活性药物，主要作用机制是降低毛细血管通透性、减少炎症介质的释放、改善静脉张力，具有抗炎，减少渗出，促进静脉、淋巴循环，保护血管壁等作用，从而减轻患肢肿胀和疼痛，改善症状。

（胡辉平　聂双）

第五节　头臂静脉血栓形成

李伯伯，68 岁，肺癌晚期患者。为满足化疗需要，半个月前左上肢置入了 PICC 管进行输液。三天前李伯伯突然觉得左手臂皮肤紧实，心想可能是老伴最近营养补给太充足，自己长肉了，也就没太当回事儿。但今天李伯伯感到自己的左手臂越来越粗、越来越胀，赶紧呼来了老伴（图 2-5-1）。

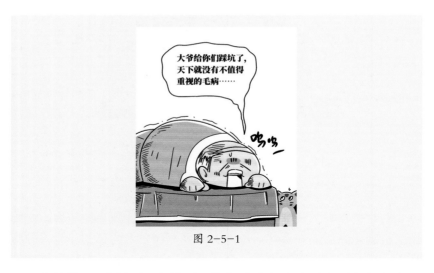

图 2-5-1

李伯伯："老婆子，老婆子，你来看看我这手，是不是肿了呀？"

刘奶奶："你不是一向胖嘟嘟的嘛，没有啥变化呀，莫不是你老眼昏花了？"

李伯伯："咋没有？你看这手，猪蹄似的。"再看着镜子里，左边的脸比右边肥，"我帅气的脸以前可不是这样子的！"

刘奶奶定睛认真琢磨，确实也有些不一样了。刘奶奶突然内心一怔："莫不是肺癌转移了？"

刘奶奶赶紧带着李伯伯打车赶往医院，经过一系列检查，医生告诉他们，刘伯伯是因为左侧头臂静脉血栓形成才导致手臂和脸部肿胀的。

李伯伯很疑惑："到底什么是头臂静脉血栓形成？又是什么原因导致的呢？"

1. 什么是头臂静脉？

头臂静脉又称无名静脉，主要收集同侧的头部、颈部和上肢的静脉血。右侧头臂静脉短直，左侧头臂静脉斜长。

2. 什么情况下会引起头臂静脉血栓形成？

（1）血管壁损伤、血液高凝状态（如肿瘤、高血脂等）、血流缓慢是头臂静脉血栓形成的基本原因。

（2）左侧头臂静脉在跨越右头臂动脉或主动脉弓处时，静脉管径狭窄，静脉血回流不畅形成反流，回流速度变缓，容易导致血栓形成。

（3）其他：静脉留置导管等医源性创伤；头颈部感染性病变；胸部手术后局部运动减弱等。

3. 头臂静脉血栓形成有什么症状？

头臂静脉血栓形成后，表现为患侧上肢和（或）颈面部、胸部皮肤出现暗红、肿胀和胀痛（图 2-5-2）。当进展为锁骨下静脉及颈内静脉血栓形成时，患者可出现头晕、乏力、呼吸不畅、结膜水肿等症状。

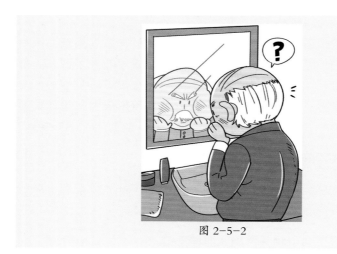

图 2-5-2

4. 患病后该注意什么?

（1）一旦确诊，患侧肢体应立即予以制动，一定要警惕肺动脉栓塞的发生。否则会增加血栓脱落的风险，可能导致肺动脉栓塞，即"肺梗"（图 2-5-3）。肺动脉栓塞表现为胸痛、胸闷、气促、咯血，严重时可出现呼吸衰竭、大咯血窒息甚至猝死。

（2）禁止在该肢体抽血、输液、测量血压。

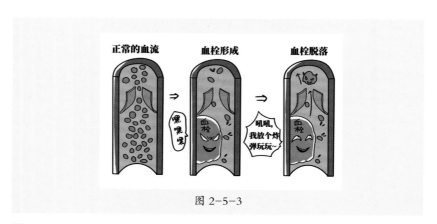

图 2-5-3

5. 如何做到"防患于未然"呢？

（1）留置静脉导管的患肢每日开展适当的肢体锻炼，如抓握运动、手腕关节环转运动以及抬高等。

（2）衣袖不可过紧，尽量穿宽松的衣服（图 2-5-4）。禁止在置管侧手臂扎止血带、测血压、提过重物品，严禁做托举等持重动作。

（3）改善生活习惯，减少摄入高脂、高糖的食物，多饮水、不吸烟。

（4）加强观察，当上肢出现皮肤紧绷感或肢体肿胀时应及时就诊。

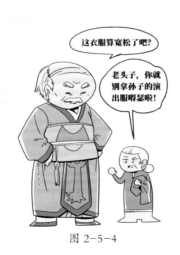

图 2-5-4

（陈秀梅）

第六节　血液透析血管通路失功

有惊无险的透析管路事件

余阿姨，48 岁，8 年前确诊为慢性肾功能不全 5 期，这些年一直定期进行血液透析治疗。护士早就教会了余阿姨如何自我观察透析通路是否通畅。今天睡前，余阿姨常规检查自己的透析通路，突然感觉到与平时不太一样，怀疑可能发生了堵塞，而第二天还要行血液透析治疗，这可把余阿姨给急坏了，第一时间赶到医院急诊室。

余阿姨着急死了："医生，我的动静脉内瘘管可能堵住了，麻烦帮我检查一下，我明天还要做透析呢！"

医生经过检查后，初步诊断为"动静脉内瘘狭窄"。

余阿姨着急得快哭了："啊！医生，我这怎么办呀？我明天还要透析呢！"

医生："阿姨您别着急，我们已经联系了介入导管室，开通了急诊绿色通道，马上就可以带您去做手术！"

余阿姨："真的吗？！谢谢医生，太感谢你们啦！"

在介入导管室内，余阿姨接受了动静脉内瘘球囊扩张治疗。术后第二天余阿姨就顺利地去做透析治疗啦，还跟一起透析的小伙伴们说起这段有惊无险的经历呢！那现在我们来了解一下什么叫作血液透析血管通路失功。

1. 什么叫失功？

所谓失功，就是失去了它的功能。对于有血液透析通路的患者，失功意味着该血管通路无法正常、有效地进行血液透析。

2. 什么是自体动静脉内瘘?

血液透析血管通路分为:自体动静脉内瘘、人工动静脉内瘘、中心静脉导管。余阿姨的自体动静脉内瘘是首选的透析通路,是在胳膊上将合适的动脉和静脉直接连接在一起(图2-6-1),相比其他两种通路,能维持更长的时间,有更低的血栓形成和感染风险。

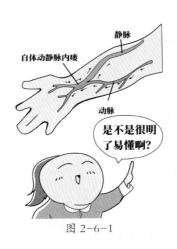

图 2-6-1

3. 自体动静脉内瘘为什么会出现问题?

自体动静脉内瘘自建立成功后,一直会受到高速的血液冲击,容易引起内膜损伤,此外,日常生活造成的外伤、频繁的透析穿刺、透析期间的血压波动等,都会时刻威胁着血管通路的安全。所以在多数情况下,血管通路出现并发症只是时间早晚的问题。动静脉内瘘狭窄、闭塞最为常见,其次是急性血栓形成,其他并发症,如静脉高压征、血管瘤样变、假性动脉瘤、高输出量心力衰竭、窃血综合征、感染等,在临床上屡见不鲜。

4. 自体动静脉内瘘患者如何自查？

简单总结为："一听，二摸，三看，四感觉"。"听"，听动静脉内瘘的声音，最好使用听诊器，听一听声音有没有变化，有没有出现一些杂音；"摸"，摸有无震颤；"看"，看有无出血、血肿、血管塌陷等（图2-6-2）；"感觉"，自我感觉有无疼痛等异常。每天自我检查内瘘是否通畅至少三次，并对震颤强弱、范围及血管杂音进行动态比较。

正常内瘘部位可以听到"粗糙而持续的隆隆"杂音（图2-6-3），和机器的声音很像，同时伴随震颤感。

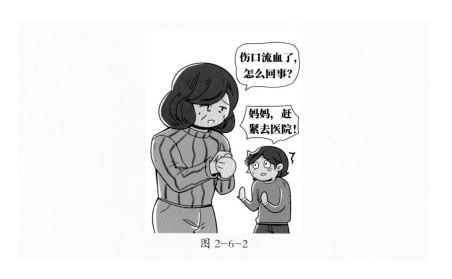

图 2-6-2

5. 动静脉内瘘患者应该怎么进行日常保养呢？

我们需要从思想上重视它、爱护它。避免内瘘侧的手臂衣袖过紧，防止血栓形成；减少使用动静脉内瘘侧肢体劳动，避免意外损伤；改善不良的生活方式；遵医嘱定期服用抗血小板药物；每天检查内瘘管声音和震颤是否有变化、内瘘侧手臂是否出现肿胀等；

做握拳、捏橡胶球等运动，促进血液回流。内瘘手臂不可行注射、输液、抽血、测量血压等操作；坚持定期随访。

出现以下情况要立即就医：①动静脉内瘘侧肢体出现红、肿、热、痛；②透析后穿刺点压迫时间较以前明显延长，或有渗血或渗液；③内瘘部位声音和震颤减弱或消失。

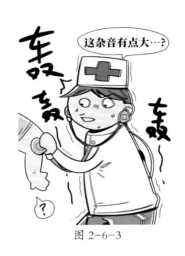

图 2-6-3

（张慧敏）

第七节　人工静脉通路并发症

"生命之路"

"医生，医生，快过来救救我们家老王吧，他脱衣服的时候没注意把管子给拉出来了，流了好多血，怎么办呀？怎么办呀？……"

一阵急促的呼救声响彻整个急诊室，接着就看到一个皮肤黑黑的，穿着带有血污衣服的老年男子，被抬进了诊室（图 2-7-1）。

原来呀！老王是一名尿毒症患者，他的身上留了一个救命的管子——人工静脉通路导管，通过这根管子定期进行血液透析。老王留这根管子已经好几年了，一直都很好。最近降温，老王穿得多，白天运动可能出汗了，当时也没注意，谁知道晚上脱衣服的时候竟然连着管子一起扯出来了，血马上染红了衣服！这可吓坏了老两口，然后就出现了急诊室里的这一幕！

今天我们就来讲一讲留置人工静脉通路会发生哪些问题，以及我们要如何避免吧！

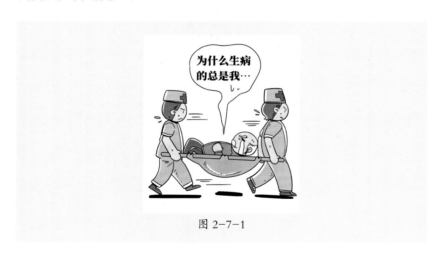

图 2-7-1

1. 什么是血液透析治疗？

血液透析是慢性肾功能衰竭及多脏器功能衰竭患者肾脏替代治疗方式之一。它是通过导管将患者体内血液引流至体外，再利用透析器将体内的代谢废物和过多的水分清除，最后将透析器净化过的血液和血浆通过导管再回输到患者体内。

2. 哪些患者需要留置人工静脉通路进行血液透析呢？

临床上需要透析的疾病主要有以下几种：

（1）慢性肾衰竭尿毒症期的患者，需要长期透析延长生命，是最常见的。

（2）急性肾衰竭出现明显的少尿和无尿的情况，或严重的高钾血症（血钾 > 6.5 mmol/L），严重的酸中毒（pH < 7.15），二氧化碳的结合率 < 13 mmol/L。

（3）出现顽固的心力衰竭，患者通过强心、利尿等治疗以后，症状没有办法缓解，也可以通过透析的方式，将体内多余的水分排出体外。

（4）药物中毒或农药中毒的患者，可以通过透析的方式，将药物或农药及时地排出体外。

3. 人工静脉通路通常可以留置多长时间?

常见的人工透析通路留置部位有：颈内静脉、锁骨下静脉及股静脉。人工静脉通路在保护良好、使用通畅的情况下可使用 3 ～ 4 年，但理论上讲，要求透析用的长期导管不建议使用超过 1 年（图 2-7-2）。

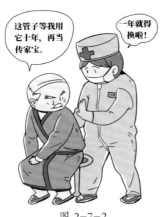

图 2-7-2

4. 留置人工静脉通路会引起哪些并发症？

长期留置人工静脉通路的主要并发症有：感染、出血、静脉血栓形成、导管滑脱。

5. 在预防人工通路的并发症上我们该怎么做？

（1）保持人工通路周围皮肤清洁、干燥，洗澡时应避免浸湿敷料（图 2-7-3），可使用人工造瘘袋修剪合适尺寸，贴在导管出口处皮肤防止导管口浸湿。一旦敷料浸湿，应及时更换无菌敷料。

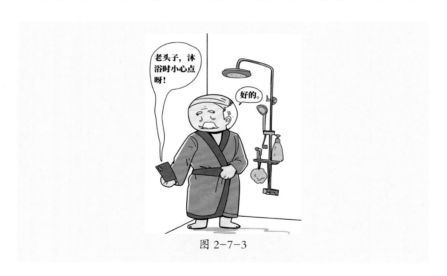

图 2-7-3

（2）留置人工静脉通路期间，条件允许的情况下，做好每日体温自我监测。

（3）人工静脉通路在没有弯折的情况下出现导管抽吸不畅，很有可能发生导管内血栓形成，需要专业人员进行溶栓处理，必要时予以更换静脉通路。

（4）避免管道滑脱：穿、脱衣服的时候一定要小心，可由家属协助穿脱。导管口周围皮肤瘙痒避免抓挠。避免剧烈咳嗽，打喷嚏，必要时用手按住导管，以免用力过大导致导管脱出。敷料松动的时候，应及时去医院维护。

（5）院外导管意外脱落，首先患者本人需要保持沉着、冷静、不慌张，自行或由家属协助用手掌顺着血管走行按压静脉止血，立即呼叫救护车送至有资质的医院进一步处理。

最后，人工静脉通路是血透患者的"生命之路"，必须重视及加强导管的自我护理，减少相关并发症的发生，确保血透效果，延长患者生命。

（黄珮珮）

第八节　上腔静脉阻塞综合征

"二奶的控诉"

张盼盼，32 岁，单身，每天下班后不是应酬喝酒，就是熬夜打牌、K 歌，日子过得潇洒随性，令不少人羡慕不已。

2021 年年初，她的"面小姐"提出抗议，"脖子小姐"也是有苦难言，"胳膊"姐妹也是憋得慌，她的"二奶"更是郁闷至极，周围青筋暴露曲张，至此"张盼盼"变成了"张胖胖"（图 2-8-1）。在医院做护士的闺蜜建议她找医生看看，是否是不良生活作息习惯导致的上腔静脉阻塞综合征。

1. 上腔静脉位于人体的什么部位？

上腔静脉是来自心脏的一条静脉，由左、右头臂静脉合成（图 2-8-2），向下进入胸腔至第 3 肋高度注入右心房，长度约 7 cm。

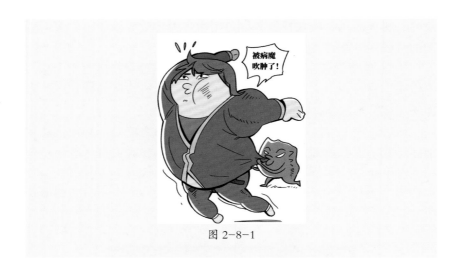

图 2-8-1

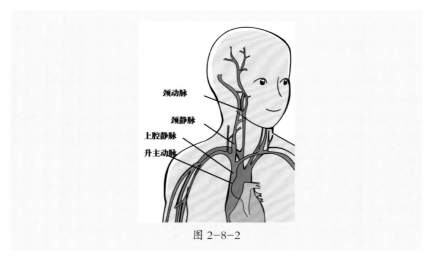

颈动脉
颈静脉
上腔静脉
升主动脉

图 2-8-2

2. 什么样的人易患上腔静脉阻塞综合征?

肿瘤是上腔静脉综合征的主要病因, 占其发病的 85% 左右。其中恶性肿瘤占主导地位, 最常见的是肺癌和淋巴瘤。此外, 炎性病变、主动脉瘤，心房黏液瘤，纵隔发育不良，上腔静脉血栓，均可以导致上腔静脉综合征（图 2-8-3）。

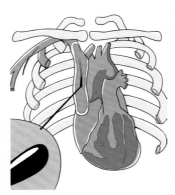

图 2-8-3

3. 上腔静脉阻塞综合征患者有哪些症状？

上腔静脉阻塞综合征导致头、颈、胸部及上肢静脉血液回流障碍，主要表现为头颈面部肿胀、头痛、耳鸣、视物模糊；咳嗽、胸闷、声音嘶哑、呼吸困难、胸部静脉曲张等。

4. 握拳运动试验有什么作用？

握拳运动试验有助于了解上腔静脉阻塞的情况。具体方法：让患者先握拳后放松，在一分钟内反复做此运动 30 次左右，测量患者在运动前后肘正中静脉压的变化情况。正常人没变化，而上腔静脉阻塞综合征的患者肘静脉压会升高。

5. 平时生活中要注意些什么？

（1）面部肿胀的患者，休息时可以适当抬高床头，保持被褥、衣物整洁。

（2）注意口腔清洁卫生，及时清洁眼部分泌物，避免眼结膜感染。

（3）适当增减衣物，防止感冒；痰液多、黏稠的患者需要多喝水，必要时可以雾化吸入。

（4）放疗期间多食用清淡、易消化的食物，遵循少食多餐的饮食原则。

（5）禁止使用刺激性肥皂液沐浴，禁止涂抹刺激性药物。

（胡辉平）

第九节 下腔静脉阻塞综合征

69岁的刘大爷，30年前小肚子和双腿开始出现弯弯曲曲像蚯蚓一样的粗大青筋，20年前刘大爷双侧小腿前面皮肤逐渐变黑，活动后双腿肿胀难受，接着阴囊也肿胀不适。刘大爷一直认为是庄稼人的通病，直到8个月前两个小腿开始溃烂，这才在老伴的催促下去了医院。

刘大爷："医生，我是来看静脉曲张的，干了大半辈子农活，辛苦这俩伙计了，如今手里有点钱，也是时候修补修补了。"

医生："大爷，我先给您检查一下，我们再说下一步的治疗。"

刘大爷："医生，我给你说啊，其他的咱不了解，这个病，熟！干农活的大部分都有，我们农村都叫老烂腿（图2-9-1）。"

医生："大爷，您这个病考虑是下腔静脉阻塞综合征，是血液回流障碍导致的。"

刘大爷瞪大了眼睛："啥！！啥！！我说你这个小年轻，忒不厚道了，隔壁老王头和我症状一样，就是静脉曲张，去年才做的手术，现在好好的。你给我整个洋词，想坑我的钱，翠花（刘大娘）走，我们换个医生！这个医院太黑"

医生连忙拦住刘大爷："大爷，虽然你们的症状很相像，但病因不一样，您听我好好给您解释。"

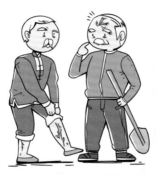

图 2-9-1

1. 下腔静脉的作用是什么？在什么部位？

下腔静脉就像一个枢纽，更像一根横跨两端的桥梁，收集来自下肢、盆腔和腹部静脉回流的血液，并将血液完整无遗漏地输送到我们的右心房。它下端位于第 4 ~ 5 腰椎平面，由左、右髂总静脉汇合而成，上端汇入右心房，途经腹腔和胸腔，位于椎体偏右侧，长约 20 厘米。

2. 刘大爷的下腔静脉为什么会阻塞呢？

大爷的这个病原因很多，分为先天性和继发性两种。

（1）先天性：顾名思义，就是有下腔静脉的先天性畸形，60% ~ 80% 的患者伴有血栓形成，血栓多来源于畸形血管周围的静脉。

（2）继发性：可见于恶性肿瘤、口服避孕药、吸烟、肥胖、怀孕、激素治疗、腹部创伤及外科手术、下腔静脉滤器置入术后再闭塞等情况。

3. 刘大爷的症状是下腔静脉阻塞综合征的典型表现吗？

刘大爷的双侧小腿弯弯曲曲像蚯蚓一样的粗大，医学上叫作"静脉曲张"（图 2-9-2），但大爷的静脉曲张是由于上级静脉，即下腔静脉压力增高导致的。

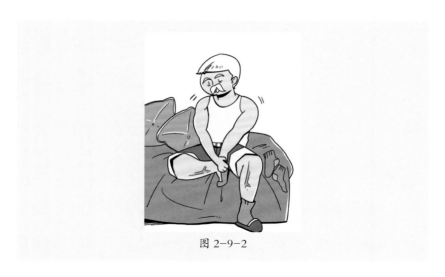

图 2-9-2

根据下腔静脉阻塞部位、程度不同，这个病临床表现主要有2 种：

（1）下腔静脉高压的症状和体征：表现为双腿以至阴囊肿胀，双腿像刘大爷那样出现浅静脉曲张，时间长了腿部皮肤会变黑和发生破溃，同时胸腹背部也有可能出现类似腿部的曲张静脉。下腔静脉阻塞导致的胸腹壁静脉曲张以两侧明显，纵向走行，血流方向向上，越来越细，类似于火焰；肝硬化导致的胸腹壁静脉曲张以脐为中心向四周，尾端变粗，类似于蛇头（图 2-9-3）。

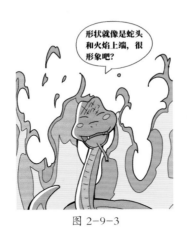

图 2-9-3

（2）门静脉高压的症状和体征：可表现为肝脾肿大、腹水、食管—胃底静脉曲张和上消化道出血（呕血和黑便）。

4. 怎样确诊下腔静脉阻塞综合征？

凡是出现双侧下肢肿胀、静脉曲张合并胸、腹壁广泛性浅静脉曲张，可考虑下腔静脉阻塞综合征的可能性，医生会结合彩色多普勒超声、CT 静脉成像、磁共振、下腔静脉造影（最直接可靠的诊断方法）等影像学检查确诊该疾病。

5. 能够治愈吗？有什么好的治疗方法？

（1）保守治疗：急性期通常合并血栓形成，可行抗凝治疗。慢性阻塞的患者，如果侧支循环代偿好，可对症处理，如抬高下肢、穿弹力袜等。

（2）血管腔内介入治疗：为首选治疗方法，包括下腔静脉球囊扩张（成形）术、经导管溶栓术、下腔静脉支架植入术等。

（3）外科手术治疗：包括下腔静脉阻塞远—近端、下腔静脉—右心房旁路移植术、开放性手术破膜或隔膜切除术、肿瘤切除术等，但创伤较大、并发症多，目前临床已很少应用。

原发性下腔静脉阻塞综合征通常可以开通下腔静脉，使得临床症状和体征明显改善。继发性下腔静脉阻塞综合征因为病因持续存在、血栓形成、血管壁回缩、血管内膜增生等原因可导致阻塞复发，需要积极病因治疗。

（王亚楠）

第十节　布—加综合征

刘大爷，64岁，农民，20年前发现肚皮上出现很多"蚯蚓状"血管，双小腿皮肤发黑、破溃并逐年加重，农村土话叫"老烂腿"。四处求医却始终愈合不好。

1年前刘大爷的肚子越来越大（图2-10-1），以为是生活条件好了，胖了没有在意。前几天，吃了煎饼果子后突然一阵恶心，呕出几口鲜红色的血液，大便也变黑了。家人大感不妙，急忙带刘大爷到大医院就诊。

刘大爷："大夫，大夫，俺这到底是怎么了？给俺看看，俺到底还中不中了？"

医生："别紧张，我来给您看看哈！"

刘大爷："我这个破腿看了这么多年了，大钱花了不少就是不见好……现在这个肚子咋也大了呢，像怀里揣个娃娃嘞，吃个煎饼都能吐血。医生，我是不是没救了，您有话直说，千万别瞒着我啊？"

医生（经过一系列检查）："老人家，您得的是'布—加'！"

刘大爷："不中、不中！什么'不加'？俺是要加！"

医生："您老这个病是'布—加综合征'的'布—加'，不是不给您加药的'不加'！不光加药，还需要给您做介入治疗呢！"

刘大爷："这是啥怪病啊，俺可从来没听说过啊！介入治疗又是啥？是不是开刀啊？"

　　医生安慰道："老人家不要紧张，介入治疗是一种微创治疗方法，您不用太担心，听我一一跟您说啊！您看中不中？"

　　刘大爷："这个，中、中！"

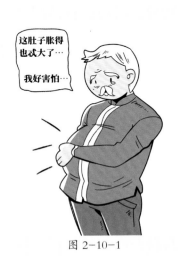

图 2-10-1

1. 布—加综合征是什么怪病？和静脉有啥关系？

　　布—加综合征（Budd-Chiari's syndrome）是英国医生 Budd 和奥地利医生 Chiari 最早描述的。它是肚子里的静脉出了问题，通俗地说，是肝静脉阻塞引起门静脉和（或）下腔静脉高压而导致的一系列症状（图 2-10-2），如老烂腿、肝硬化、门静脉高压、食管胃底静脉曲张、腹水等，阻塞的部位可以从肝静脉到下腔静脉与右心房入口处。

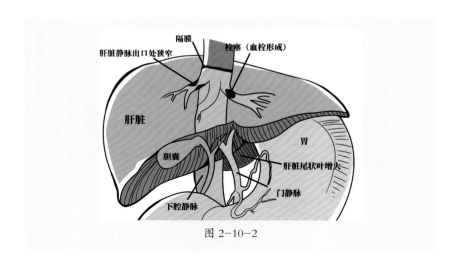

图 2-10-2

2. 名字稀奇古怪，临床表现是否也古灵精怪、罕见之极呢？

"怪病"布一加名字怪，症状可不罕见，大家可不要掉以轻心嘞！根据表现不同，主要分为三种类型，可要记住咯！

（1）以"门脉高压症状及体征"为主的主要表现为：腹胀、腹痛、黄疸、肝脾肿大、脾功能亢进、顽固性腹水、食管胃底静脉曲张、呕血及黑便等，叫"肝静脉阻塞型"。

（2）以"下腔静脉高压症状及体征"为主的主要表现为：腹壁静脉曲张、双下肢水肿、双下肢静脉曲张、双下肢色素沉着及溃疡等，叫"下腔静脉阻塞型"。

（3）混合型：顾名思义，就是两种表现都有哈！

大家要是记不住的话，这里有个简单的小口诀："一黑"：下肢皮肤色素沉着；"二大"：肝脏、脾脏淤血性肿大；"三曲张"：胸腹壁静脉、精索静脉、大隐静脉曲张。

3. 腹胀、呕血、拉黑便便的刘老伯，饮食上需要注意什么？

老伯在饮食上应注意以软食、流质或半流质为主；多吃清淡、细软、无刺激的食物，禁食生冷刺激、粗糙食物。食物的温度不宜过热，进餐时需要细嚼慢咽，以防曲张静脉破裂导致出血，可以心里默数咀嚼 20 下再吞咽，切不可"贪多贪快"！

出现呕血及黑便时（图 2-10-3），应暂时禁食，待出血停止后在医生指导下进食营养丰富、易消化、无刺激、温凉的流质或半流质饮食，少量多餐，并逐步过渡到软食。

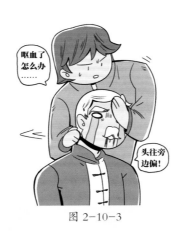

图 2-10-3

4. 俗话说得好"肝脑涂地"，可见肝脑两个家伙啊是"一丘之貉"！为什么肝坏了，脑子也跟着不灵光呢？

严重的肝脏疾病会引起代谢紊乱，代谢乱了，代谢废物产生过多或者排不出去，导致以脑子为首的中枢神经系统罢工，人体就会出现一系列的异常表现，主要为：意识障碍（如焦虑、易激动、嗜睡、健忘等）；行为失常（如衣冠不整、随地大小便等）、扑翼样震颤（两臂平伸时手抖）和昏迷。高龄（＞65 岁）、肝功能较差、术前肝性脑病史、术后感染、便秘、药物使用不恰当、蛋白质摄入过多等因素，就更容易引起了。这个病的专属名字叫"肝性脑病"，俗称"肝性昏迷"。

5. 老大爷的肚子都快有"八个月"大了，居家时需注意什么？

老大爷的肚子大不是有"宝宝"了，而是肚子里长了一包"腹水"，可难受了。平时需注意：

（1）保证休息，避免疲劳：自觉呼吸困难和心悸时可以取半坐位，有利于呼吸运动，减轻不适。

（2）严格限制钠和水的摄入：食盐应限制在每日 1.5 ~ 2.0 克；忌食高盐食物，如咸菜、皮蛋、咸肉、酱油、罐头食品、含钠味精等；可选择粮谷类、蔬菜、水果等食物；菜肴适量增加柠檬汁、食醋等调味，以增进食欲。摄水量可根据尿量计算，一般以 24 小时尿量加 1000 毫升作为每日摄水量的标准。

（3）如使用利尿剂，需要随时记录尿量，并观察用药后有无软弱无力、心悸等症状，以便及早发现低钠、低钾血症等不良反应。

（郑雯）

第十一节　大隐静脉曲张

小腿上的大"蚯蚓"

李大爷，60 岁，文盲，家住黄山脚下，是一名"挑夫"。每天的工作就是将饮料、蔬菜、日用品等从山脚下运到山上的酒店、商铺等。从事这行 30 多年了，身体一直挺好的，"嗨，现在的年轻人都不如我！"李大爷洋洋得意地说。

谁知……最近，腿开始时不时地疼起来，小腿上"青筋"一条条的，跟"蚯蚓"似的，也不知道是啥（图 2-11-1）。

李大爷："医生，这啥啊？从小到大我可从来没生过病啊，这腿是咋咧？"

医生："不要慌哈，站起来让我看看。"

李大爷站起来，撩起裤腿儿，10 分钟后……

李大爷："这跟'蚯蚓'似的东西怎么越变越大了？不会炸开了吧！还有啊，你看看我这脚踝的地方咋还变黑了呢！"

医生："淡定，淡定，这可不是'蚯蚓'，是你的静脉血管出问题了，我们的血管是很有弹性的，放心，及时治疗不会破的。还有这个脚踝的地方啊，就是你说的这个'蚯蚓'导致的，放心哈，治好了之后就变回来了。"

李大爷："那你可得救救我啊，赶紧给我做手术，我以后还得靠这两条腿走路赚钱哩！"

医生："老大爷，不要慌，这个没有你想象的那么严重，先让我给你科普一下哈。"

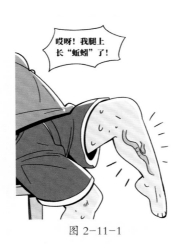

图 2-11-1

1. 大隐静脉曲张长啥样？

大隐静脉曲张是指各种原因引起的大隐静脉瓣膜相对关闭不

全，导致关闭不全的静脉瓣膜远段静脉血液瘀滞，久而久之，静脉内压力增高，腿上的静脉扩张，像蚯蚓一样，弯弯曲曲。

2. 静脉曲张有分级吗？李大爷是哪一级？

静脉曲张分期可分为 7 级（表 2-11-1），李大爷属于 4 级。

表 2-11-1　静脉曲张分期

分级	临床表现
0 级	无可见或可触及的静脉疾病体征
1 级	患肢有毛细血管扩张、网状静脉、踝部潮红
2 级	有静脉曲张，下肢皮肤表面有静脉隆起
3 级	有水肿
4 级	有静脉病变引起的皮肤改变，如色素沉着、湿疹、皮肤硬化等
5 级	有静脉病变引起的皮肤改变和已愈合的溃疡
6 级	有静脉病变引起的皮肤改变和正在发作的溃疡

3. 大隐静脉曲张目前有什么治疗方法呢？

（1）非手术治疗

①压力治疗：使用弹力袜、绷带或仪器促进下肢静脉血液回流。

②药物治疗：主要为静脉活性药物，如七叶皂苷钠片，可以促进血液回流，解除下肢沉重、酸胀不适、疼痛和水肿等临床表现。

③硬化剂注射治疗：利用硬化剂注入曲张静脉腔内，使静脉内皮细胞不同程度的肿胀、变性、坏死，静脉内膜粘连，最终形成纤维组织闭合管腔。

（2）手术治疗：手术是目前治疗 2 级以上大隐静脉曲张的有效方法，主要有以下几种：

①大隐静脉高位结扎 + 剥脱术：是较传统的手术，可从根本上消除大隐静脉瓣膜功能不全引起的反流，缺点是手术切口多、创伤大。

②腔内激光消融术：通过穿刺静脉置入光导纤维，经光导纤维将激光转化为热能，作用于静脉内膜引起热损伤，静脉内膜皱缩、纤维化使曲张静脉闭塞；具有美观、住院时间短、康复快等优点。

③射频消融术：通过射频发生器和专用的电极导管产生热能，使静脉内皮损伤，纤维化直至血管闭合；具有微创、住院时间短等优点，缺点是配套设施价格昂贵，所以使用有限制。

4. 手术前为什么要站立做手术标记？

因患者在手术台上平卧后，曲张的静脉可能塌陷导致无法识别，患者站立时，曲张静脉最明显，此时标记曲张静脉的位置，便于医生手术中准确定位。

5. 长筒袜都是女人穿的，王大爷能穿吗？

静脉曲张患者穿的不是一般的长筒袜，是有治疗静脉曲张的梯度压力袜，俗称"弹力袜"（图 2-11-2），王大爷平时下床活动最好能够穿着（图 2-11-3）。选择袜子时应注意：

（1）长度选择：梯度压力袜分为膝下型、大腿型、连裤型，其中膝下型比较容易穿着，舒适度相对较好，但效果可能不如大腿型。病位在小腿下部 1/3，可以选择膝下型，超过小腿下 1/3 应选择大腿型。

（2）压力选择：选择二级压力袜，适用于下肢浅静脉保守治疗及术后治疗。

（3）尺寸选择：膝下型梯度压力袜需要测量踝部最小周长、小腿最大周长，连裤型还需要测量腹股沟下 5 厘米处大腿周长。

（4）对于存在外周动脉疾病的患者，如踝肱指数 ≤ 0.5 mmHg 或绝对踝部压力 < 60 mmHg，不建议使用压力治疗。

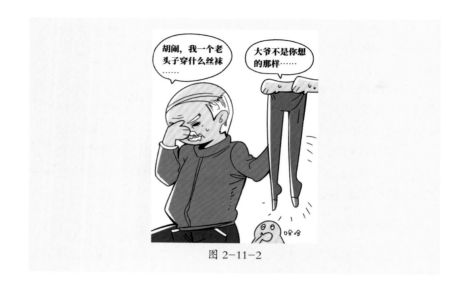

图 2-11-2

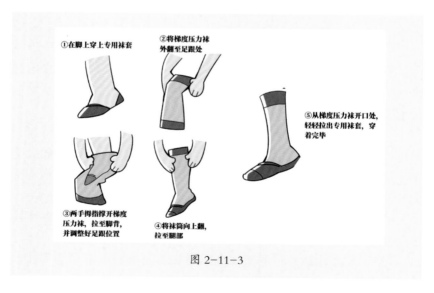

图 2-11-3

（李蓉）

第十二节 静脉性溃疡

　　王阿姨是一名超市收银员，今年63岁，现退休在家。她有长期"静脉曲张"病史。随着时间推移，最近发现小腿中部及脚踝水肿及皮肤颜色发黑，局部皮肤感觉减弱，并有瘙痒感。

　　2周前，王阿姨不小心跌跤，磕破小腿，自行涂抹了莫匹罗星软膏（百多邦），可小腿红肿、疼痛加重，伤口也变大，并伴有液体渗出。于是，王阿姨立即到医院就诊（图2-12-1）。

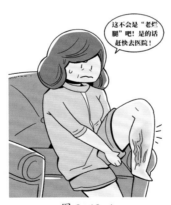

图 2-12-1

　　王阿姨："哎哟……哎哟……医生，帮忙看看我的腿哟，俩礼拜前不小心磕了一下，怎么一直就长不好呢？幸亏我还涂了消炎药膏了！哎哟，又痒又疼（一顿搔抓）！"

　　医生："阿姨别急，我来检查一下。（一顿视、触、问之后）阿姨，您这个是静脉性溃疡。"

王阿姨："啊？静脉性溃疡？啥是静脉性溃疡？我不过是腿磕了一下，怎么就变成了静脉性溃疡了呢？"

医生："阿姨别急，今天来给您科普一下这个静脉性溃疡！"

1. 不过是腿磕破了，怎么变成静脉性溃疡了呢？

腿上的静脉是负责把血液从脚输送回心脏的管道，静脉里有单向瓣膜，确保血液向上回流而不会返流。当各种原因引起这些静脉瓣膜功能不全时，静脉血液向下返流、下肢静脉阻塞，静脉压力升高。持续的静脉高压可引起局部血液循环和组织吸收障碍、代谢产物堆积、组织营养不良、下肢水肿和皮肤营养改变，最终损害皮肤并导致溃疡。

2. 静脉性溃疡好发于什么样的人群？

老年人、有静脉性疾病家族史、女性（孕妇，尤其是经产妇）、长期从事站立工作、便秘/低纤维膳食、肥胖、吸烟、口服避孕药、从事体力劳动、有静脉炎或静脉血栓史、静脉创伤史的人群，好发静脉性溃疡。

3. 如何区分普通腿伤和静脉性溃疡？

静脉性溃疡有独特的表现：

（1）溃疡表现：一般多发于足靴区，就是穿鞋子的部位；多有大量渗液；伤口外观表现不一，常常呈暗红色伴有肉芽组织；边缘不规则。

（2）溃疡周围皮肤改变：伤口周围皮肤色素沉着、皮肤变硬；伤口周围常常伴有湿疹样皮炎，有皮肤发红、脱屑、渗液和结痂，溃疡伤口周边会有剧烈的瘙痒。

（3）其他表现：位于脚踝和小腿之间的肿胀、浅静脉扩张或曲张、疼痛和皮肤温度改变。

4. 静脉曲张与静脉性溃疡有什么关系？

在所有的下肢溃疡中，静脉曲张性溃疡占 70% 以上，静脉曲张性溃疡即下肢静脉曲张引起的溃疡。这种溃疡的特点是愈合非常慢，最开始不会发生溃疡，只是发生局部色素沉着，然后会发生局部皮肤瘙痒，会不自觉地用手去挠，发展到最后才会出现溃疡。这种溃疡很难愈合，并不是简单消毒后纱布包扎几天就能好，如果没有积极治疗，很难自己痊愈。

5. 静脉性溃疡怎么治疗？

（1）物理治疗：平时腿尽量抬高，促进血液回流到心脏。症状未缓解或加重及时就诊（图 2-12-2）。

（2）可以使用弹力袜，帮助血液回流。

（3）积极换药清理伤口，避免细菌在溃疡的周围滋生。

（4）通过手术方法剥除局部的曲张静脉，让溃疡逐渐愈合。

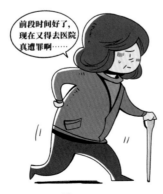

图 2-12-2

（郝建玲）

第十三节 急性和亚急性下肢深静脉血栓形成

　　王女士，38 岁，前阵子因为下雨天路滑在路上摔了一跤，右腿膝盖摔成了线性骨折。从此，王女士开启了"整天葛优躺，吃饭靠外卖"的幸福生活，一个手机支架充实了一天的生活，老公隔三岔五地煲上骨头浓汤"以形补形"。突然，王女士的右腿又肿起来了，王女士很诧异，难道骨折严重了，紧急来到医院就诊。

　　一番检查后医生说："你这是骨折后自己长期躺着，血流缓慢，形成下肢深静脉血栓了（图 2-13-1）。"

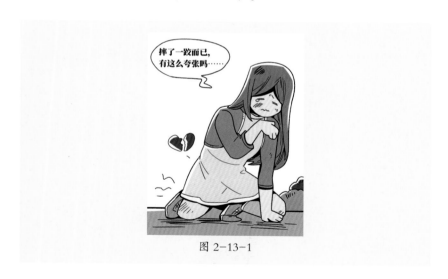

图 2-13-1

　　王女士："天啊，生活对我太不友好了，除了易胖、易穷，易摔，看来我又多一个新朋友，易栓。"

　　医生："你现在是急性期，要立即进行治疗。"

　　王女士："医生，你说的急性期是不是就是我的病急得要翘辫子的那种？"

医生："急性期是疾病的分期，你也不要太慌，兵来将挡，水来土掩，我来给你们科普下疾病相关知识以及介入治疗的方法。"

1. 急性与亚急性下肢深静脉血栓形成是一回事吗？

不是的。下肢深静脉血栓形成根据起病时间不同可分为：急性期、亚急性期、慢性期、后遗症期、慢性期或后遗症期急性发作。发病后 14 天以内称为急性期，发病时间为 15 ～ 28 天称为亚急性期。

2. 出现哪些症状应警惕急性和亚急性下肢深静脉血栓形成找上门？

近期腿部肿胀，尤其是单侧（特别是左侧）下肢肿胀需要警惕自己是否得了急性或亚急性下肢深静脉血栓形成。伴随病情进展，下肢血液淤积严重或并发感染还可出现肢体疼痛、皮温升高、皮肤发红、发紫。严重时可影响下肢动脉供血，可引起下肢皮肤苍白。

3. 患病的腿又酸又胀，能按摩松松筋骨吗？

急性和亚急性下肢深静脉血栓形成的患者，千万不要按摩、拍打或者挤压患肢哦（图 2-13-2）！

早期的血栓和血管附着不牢固，极易造成血管内栓子松动、脱落，随血流漂移到肺动脉里堵塞肺动脉，形成肺栓塞。此时，患者有可能发生胸痛、咯血、呼吸困难、晕厥，甚至发生猝死，如果出现上述症状，请立即平卧，请家属拨打 120 急救。

4. "屋漏偏逢连夜雨"，可怜的王女士该怎么治呢？

像王女士这样的患者，介入治疗是首选的治疗方法，主要包括：

（1）下腔静脉滤器植入术：静脉滤器是为了防止深静脉血栓脱落造成肺栓塞而放置的一种金属滤网，用来过滤血栓。一般放置在下腔静脉，是预防肺栓塞的有效方法（图 2-13-3）。

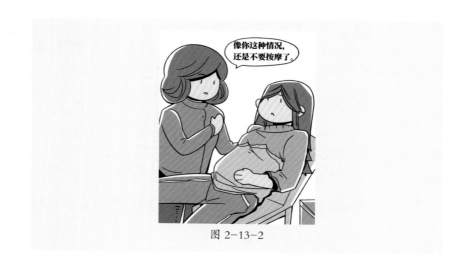

图 2-13-2

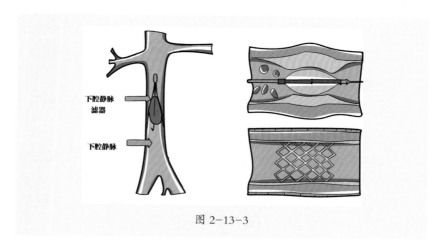

图 2-13-3

（2）经患肢足背浅静脉顺行溶栓治疗：经足背浅静脉置入留置针，通过针头持续、小剂量输注溶栓药物，目的是提高局部深静脉内溶栓药物浓度，增强疗效。

（3）导管接触溶栓治疗：在影像技术引导下，在大腿根部穿刺置入导管至血栓段，经导管间歇注入或持续性匀速输注溶栓药物，达到溶解血栓的目的。

（4）血栓清除装置消除血栓：是将特制的导管插入血栓段进行粉碎或旋切，再将其抽吸、排出至体外，即以机械方法将血栓清除。

（5）经皮腔内血管成形术和支架植入术：是一种用球囊、导管对狭窄/闭塞的血管进行扩张，扩大狭窄/闭塞处血管腔，恢复原先管腔形状的介入手术方法。

5. 深静脉血栓形成低分子肝素抗凝治疗期间，患者可以继续妊娠或哺乳吗？

低分子肝素相对分子质量小，有更强的抗凝作用，发生出血等并发症的风险也比普通肝素更低。它不通过胎盘，同时不分泌于乳汁中，所以孕期和哺乳期均可以安全使用。使用低分子肝素抗凝治疗的患者，应在计划性引产或剖宫产前 24 小时停用，在自然分娩后 6～12 小时或剖宫产术后 12～24 小时可恢复用药。

（于洁　何苗）

第十四节　慢性下肢深静脉血栓形成和血栓后综合征

78 岁的上海阿婆张婆婆，别看她年纪大，精神可是比年轻人都好。

"咱都辛苦一辈子了，老了就得为自己活！"张婆婆总是这么教导着身边的老闺蜜。每天一早起来洗漱完毕，就赶去老年活动中心和老铁们"搓麻将"，一坐就是一整天。雷打不动，数载不变。

最近，每次打完麻将后腿胀得厉害，张婆婆有文化呀！上网一查，一拍脑袋："啧啧…有道理！肯定是坐的时间长了，血脉不通了呀！"所以呀，她每天回家严格执行"科学睡前三部曲"：先泡脚、接着"啪啪"打个百来下，再涂上红花油。可是，忙活了个把月，发现不但没有好转，反而腿越来越肿了。

"这不，不能再嫌麻烦了，赶紧上医院吧！"老伴说。

医生："阿婆呀，你这毛病叫下肢深静脉血栓形成，你又是泡脚又是红花油的，可是很危险的！你算命大的（比个大拇指）……但现在也不要担心，你的毛病到了慢性期，回家穿上弹力袜、吃我开的药，定期来复查就可以。麻将可不要再打啦，否则时间长了要有后遗症的。"

张婆婆啥都不关心，这麻将不能打可是戳到她的心头痛了，怎么也得想想办法，赶忙求着医生道："医生，还有后遗症呀，一定要帮我看好啊，我几个老姐妹还等着我麻将呢。三缺一可不行的。"

医生："阿婆啊，不着急，这个毛病的几个注意点我来和你好好说说，你听我的，才能好得快！"

1. 阿婆的病到底该怎么治疗？

下肢深静脉血栓形成慢性期要坚持规范的抗凝治疗，同时可以结合静脉活性药物、医用弹力袜治疗，也可结合中医的通栓治疗，让血管最大程度上开通，不留任何后遗症。治疗血栓是一场持久战，起码3个月以上，因此患者要记住三点：治疗需要尽早、足量、足疗程（图2-14-1）。

2. 下肢深静脉血栓会有哪些"后遗症"？

血栓后综合征发生于深静脉血栓形成后的数月或数年。典型的症状包括受累肢体疼痛、发沉、肿胀、痉挛、痒感，上述症状可单独或同时出现，可持续存在或反复发作—缓解，通常在站立或长时间行走后加重，休息或抬高患肢有所减轻。血栓后综合征常见体征包括肢体水肿、踝关节或更大范围的毛细血管扩张、皮肤色素沉着、皮炎，严重者可出现慢性久治不愈的静脉性溃疡。此外，还可出现继发性静脉曲张。

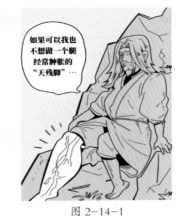

图 2-14-1

3. 怎么预防"后遗症"？

这个可怕的腿部慢病是可以预防的！该怎样预防呢？

（1）基础预防：①踝泵运动；②尽早下床活动（图 2-14-2），坐着和卧床时可以适当抬高下肢 15° ~ 20°，促进肢体血液回流；③不可长时间保持同一姿势，避免久坐久站，避免提重物、跷二郎腿等使下肢负重的活动；④减肥、戒烟、戒酒，穿宽松的衣物。

（2）合理地补充水分，每天的喝水量应 ≥ 1500 毫升，避免血液黏稠。

（3）机械预防：①穿合适压力、尺寸的弹力袜；②有条件者可使用间歇充气加压装置。

（4）药物预防：遵医嘱注射或口服低分子肝素、华法林、利伐沙班等抗凝药物。

（5）每日检查下肢有无肿胀、疼痛、破溃、麻木等，如有异常及时就诊。

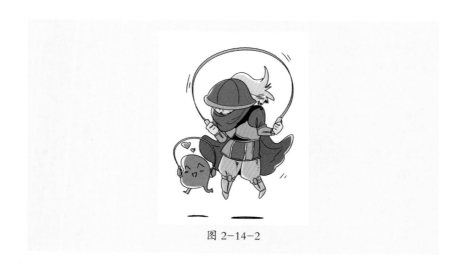

图 2-14-2

4. 每天做踝泵运动，该怎么做才规范？

踝泵运动就是踝关节的运动，它能像机械泵一样促进下肢静脉血液循环和淋巴回流（图 2-14-3）。

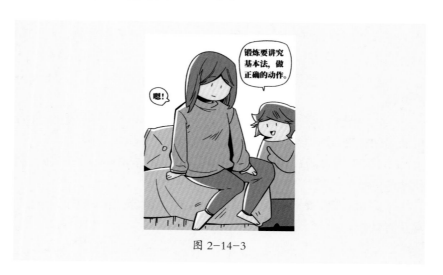

图 2-14-3

（1）平卧或坐于床上，大腿放松，然后缓慢、尽可能地向上勾起脚尖，让脚尖朝向自己，维持 10 s 左右（若不能够坚持的话，可以根据自己的情况缩短时间）。

（2）脚尖尽量向下压，脚背绷直，保持 10 s 左右（若不能够坚持的话，可以根据自己的情况缩短时间）。

（3）双足分别以踝关节为中心，做旋转运动，顺时针旋转一次，再逆时针旋转一次。

（4）每天运动 5 ~ 8 次，每次 8 ~ 10 min。

5. 佩戴弹力袜有什么注意事项？

（1）为更好的预防血栓后综合征，穿着合适的弹力袜（压力 30 ~ 40 mmHg）至少 2 年。如果患者已经出现血栓后综合征症状，则需延长佩戴时间（图 2-14-4）。

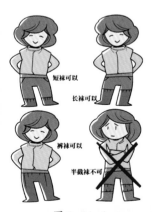

图 2-14-4

（2）弹力袜应在每天早上起床前穿上，若已起床应重新平卧抬起下肢 3 ~ 5 min，使静脉血排空再穿，每天穿着至少 8 小时。夜间休息时应脱下。

（3）穿上弹力袜后可以适度运动。

（4）只有一条腿有症状，仍建议穿一双。

（5）穿半年到一年就要换新的。

（6）下肢腿部的肿胀在治疗过程中会减轻，可能需要根据实际腿的周径重新更换不同尺寸的弹力袜。

（7）一般以下情况不能穿弹力袜：皮肤溃疡、严重的下肢动脉供血不足、对弹力袜过敏等。

（倪叶彬）

第十五节　髂静脉受压综合征

腿老是反反复复肿胀，怎么办？

吴阿姨，在超市工作15年了，左腿反复水肿，每天回家都要用热水泡脚，把腿抬高才能缓解。近一年吴阿姨发现小腿处有"蚯蚓状"凸起，刚开始没在意，近几天，吴阿姨感觉左腿一阵阵地疼，还有一处破溃，于是赶紧到医院就诊（图2-15-1）。

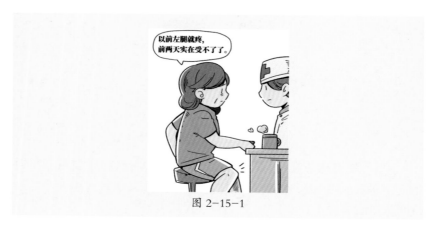

图 2-15-1

吴阿姨："医生，我这个腿咋莫名其妙破了呢？又没磕哪儿。"

医生："那你把裤子卷起来看看。"

医生一看吴阿姨左下肢水肿，而且按压为非凹陷性水肿、小腿处有静脉曲张，医生安排吴阿姨了相关检查，发现是"髂静脉受压综合征"，便安排吴阿姨住院。

吴阿姨："医生，我就腿破了，咋还要住院呢？"

医生："阿姨，别着急，我来和你详细讲讲。"

1. 谁是"压迫"髂静脉的"真凶"？

髂静脉受压综合征（iliac vein compression syndwme，IVCS）又称 May-Thurner 综合征或 Cockett 综合征，指左髂总静脉受其横跨前方的右髂动脉和后方腰骶椎共同压迫引起管腔狭窄，也就是我们左侧的髂总静脉被前后夹击，从而导致的下肢和盆腔静脉回流障碍性疾病，以及由此出现的一系列的临床综合征（图 2-15-2）。

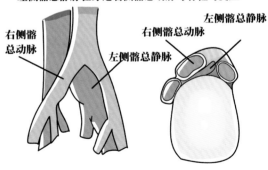

图 2-15-2

2. 谁的髂静脉最有可能被"压迫"？

（1）女性：女性的腰骶部生理弯曲较男性更明显，妊娠期女性子宫增大，容易压迫髂静脉。

（2）脊椎侧弯：脊椎侧弯畸形导致腰椎压迫髂静脉。

（3）主髂动脉支架置入术后：髂动脉支架或血管内支架移植物易压迫髂静脉。

（4）盆腔内占位病变：如肿瘤、炎症包块、血肿等。

3. 髂静脉受压综合征容易被识别吗？

髂静脉受压综合征早期无明显临床表现，仅影像学检查时偶尔发现。根据表现不同分为以下三型：

（1）无症状型：无临床症状。

（2）慢性静脉功能不全型：因静脉回流障碍加重和静脉压升高，会出现下肢水肿、浅静脉曲张、足靴区色素沉着、小腿静脉溃疡，男性会出现精索静脉曲张。

（3）急性髂股静脉血栓型：静脉瓣膜关闭不全，出现下肢非凹陷性水肿、疼痛、压痛等表现。

4. 髂静脉受压综合征腔内治疗的优势有哪些？

腔内治疗已经成为髂静脉受压综合征的首选治疗方法，具有治疗创伤小、定位准确、疗效好的优势，包括球囊扩张和支架置入，可直接作用于病变端血管。支架植入可覆盖血管腔内形成的粘连、棘状物等，将受压的髂静脉扩张至正常形态，恢复血管的通畅性，也就是用支架将受压的静脉支撑开来。同时，支架可以预防髂静脉再次受到的压迫，产生管腔再狭窄。

5. 支架术后可以做磁共振吗？

可以，因为核磁共振扫描仪的静磁场比较强大，对于铁磁的物体可能造成移位等风险，而我国大部分支架为镍钛、钛合金和其他合成材料，为非铁磁性和微弱磁性。同时，支架植入 6 ～ 8 周后和血管稳定结合，磁场力对其不会影响（图 2-15-3）。

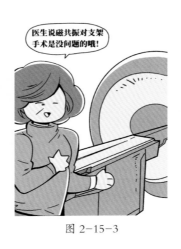

图 2-15-3

（文亚妮）

第十六节　妊娠伴静脉血栓栓塞症

小丽的月子历险记

小丽，35 岁，一名双胞胎宝妈。小丽的备孕之路那真是一言难尽。从最初小丽被诊断为不孕症到成功孕育试管婴儿，这中间长达四五年身体加心理的折磨，让小丽夫妻俩苦不堪言。好在苦尽甘来，一周前，小丽顺利剖宫产下双胞胎宝宝。小丽坐月子期间，家人极尽呵护，坚决让卧床静养（图 2-16-1）。

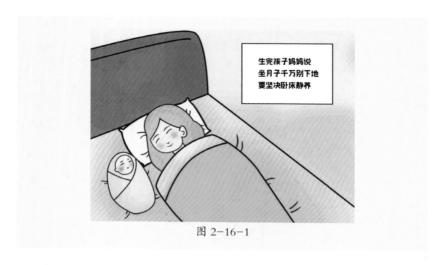

图 2-16-1

饮食上，也是各种大补，肚肺汤、骨头汤、鱼汤轮番上阵。目前小丽体重已经飙升至 80 kg。

谁知几天前，小丽的左腿忽然莫名其妙的肿起来了，还有点胀疼（图 2-16-2）。

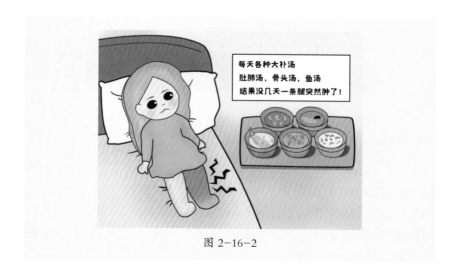

图 2-16-2

　　小丽妈妈一看，老江湖状："没事没事，你那是活动太少，民间俗称'挂气'，我给你按摩按摩就好"（图 2-16-3）。

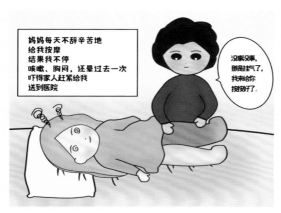

图 2-16-3

　　这一按摩不得了，小丽的腿越来越肿、越来越疼，小丽甚至咳嗽、胸闷、呼吸困难……家人立刻将小丽送到医院（图 2-16-4）。

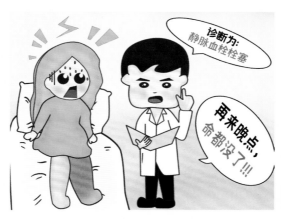

图 2-16-4

医生："这是静脉血栓栓塞症，再晚点来，命都要没了！"（图2-16-5）

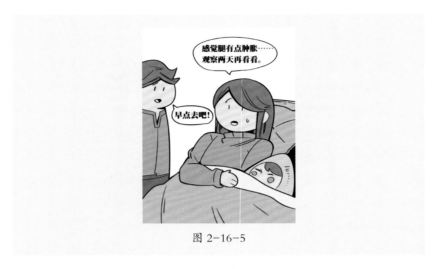

图 2-16-5

小丽和家人急死了："医生，怎么这么严重啊？怎么会得这种病？这病能治好吗？我们家小丽为了生孩子可是吃尽了苦头啊！好不容易生下孩子，怎么又遭这罪呢？"

1. 什么是静脉血栓栓塞症？

静脉血栓栓塞症是下肢深静脉血栓形成和肺血栓栓塞症的统称。下肢深静脉血栓形成是指血液在深静脉内不正常凝结引起的静脉回流障碍性疾病，常发生于下肢，少数见于肠系膜静脉、上肢静脉、颈静脉或颅内静脉系统；若血栓脱落堵在肺动脉则会导致肺血栓栓塞症。血管里有了血栓就像下水管里积了水垢一样，水垢多了水管就堵住了。肺血栓栓塞症可是很危险的，被称为"沉寂的杀手"。

2. 为什么小丽比普通人更容易得静脉血栓栓塞症？

妊娠期及产褥期特殊的生理和解剖学变化致静脉血栓栓塞症发

生风险增加，如雌激素、孕激素水平升高，凝血系统的改变，血小板功能活化、血液淤滞，血管损伤，子宫增大压迫下腔静脉和盆腔静脉，妊娠期及产后活动能力下降等。以上改变使机体具备了静脉血栓栓塞症形成的"三要素"（高凝状态、血流速度缓慢、血管壁受损），从而增加了血栓栓塞性疾病发生和发展的风险。

与非妊娠妇女相比，妊娠期及产褥期静脉血栓栓塞症的发病率增加 4 ～ 5 倍。近年来，随着人们生活方式的改变和我国生育政策的调整，高龄孕产妇、肥胖和妊娠并发症日趋增多，妊娠期及产褥期静脉血栓栓塞症的发病率明显增高，因此而导致的死亡率均明显高于正常人群（图 2-16-6）。

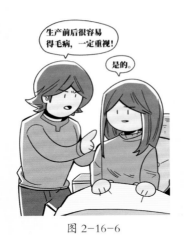

图 2-16-6

3. 除了上面说的怀孕引起的变化，静脉血栓栓塞症还有哪些危险因素？

（1）产科相关危险因素：高龄、产次、多胎妊娠、辅助生殖技术、妊娠期剧吐、卵巢过度刺激综合征、子痫前期、剖宫产术、产程延长、死胎、严重产后出血或大量输血等。

（2）有深静脉血栓形成、肺血栓栓塞症病史。

（3）活动性自身免疫病或炎症性疾病、肾病综合征、心力衰竭、1型糖尿病肾病、镰刀细胞病、恶性肿瘤等。

（4）其他：肥胖、截瘫或长时间制动、全身性感染、近期外科手术等。

我们来数一数，这些危险因素小丽身上占了几项？

4. 如果怀孕期间得病，需要堕胎吗？常规的治疗方法会影响腹中胎儿吗？

妊娠合并静脉血栓栓塞症并非终止妊娠的指征。

（1）抗凝治疗：怀孕期间最主要的治疗方法。抗凝药物普通肝素和低分子量肝素都不会穿透胎盘，而且两者在妊娠期都被认为是安全有效的。抗凝药物需严格在医护人员的指导下使用，并做好出血等不良反应的观察。

（2）物理治疗：包括踝泵运动、压力梯度袜、间歇充气加压装置或足底静脉泵等。

（3）下腔静脉滤器置入：静脉血栓栓塞症常用的介入手术，但滤器置入在孕妇身上很少使用，医生应严格掌握使用下腔静脉滤器的指征，必要时行可回收下腔静脉滤器置入术以预防致命性肺血栓栓塞的发生。

（4）溶栓治疗：孕妇不常规使用溶栓治疗。目前，对于孕妇的溶栓治疗仅有个案报道，并且可能增加大出血、颅内出血等风险。

（5）检查：目前最常用的诊断下肢深静脉血栓的检查方法是下肢静脉超声检查，超声检查对孕妇是安全的。

5. 妊娠期及产褥期静脉血栓栓塞症的预防措施有哪些？如何让像小丽一样的宝妈们提前预防，少吃点苦头？

2020年3月昆士兰（Queensland）卫生组织发表了妊娠期和产褥期静脉血栓栓塞的预防指南，指南推荐：

（1）妊娠早期在医生的帮助下进行静脉血栓栓塞的风险评估，当临床情况发生变化时和分娩后需要重复评估。

（2）高风险患者由医生制定一个全面的风险评估计划并与患者本人协商制定抗凝治疗计划。

（3）在怀孕、分娩和产褥期适当运动并且充分补水。

（4）剖宫产术后 24 小时内，限制活动 24 小时或以上，推荐间断或持续气压治疗。

（5）在分娩后，长期卧床和药物治疗禁忌等情况下可选择压力棉质袜。

（胡嘉丽　姚雪华）

第十七节　肿瘤伴静脉血栓栓塞症

栓栓的独白

大家好！俺是人类生命健康十大杀手排行榜入选选手——静脉血栓栓塞症。就说前两天社区里的那个王阿姨，60 多岁了，乳腺癌手术后。前几天王阿姨去医院常规检查，医生说她得了静脉血栓栓塞症，俺们可是癌症的好朋友啊。

王阿姨生病之后啊，吃饭可讲究啦！要顿顿有鱼虾有肉，还要求有海参，说自己手术了，得好好补补身子。还有啊，手术后完全变了个人，整天吃饱了喝足了，就赖在床上不动。哈哈哈，这可是俺栓栓生长发育成长的好机会。这不，出院后没多长时间俺们栓栓们就联合起来堵住了王阿姨的"静脉血管"，让她的胳膊红了、肿了、疼起来喽，我们厉害不。

要不是那个"多事"的大夫，给她说"静脉血栓可危险了"，让她赶紧麻溜地去医院治疗。如果王阿姨去晚了，俺们栓栓可能就让王阿姨去阎王那里报到了。

等着瞧，俺们还会再回来的……

1. 肿瘤与静脉血栓：关系不一般（图 2-17-1）

恶性肿瘤本身就是静脉血栓栓塞症的重要高危因素。恶性肿瘤细胞及其产物与患者细胞相互作用造成高凝状态，导致机体防御血栓形成的功能减低；恶性肿瘤患者多伴有凝血机制异常，表现为血小板增多、血小板聚集功能亢进、纤维蛋白溶解低下和高纤维蛋白原血症等……所以，肿瘤患者发生静脉血栓栓塞症的风险较非肿瘤患者至少增加 4 ~ 6 倍，并导致其生存率显著下降。

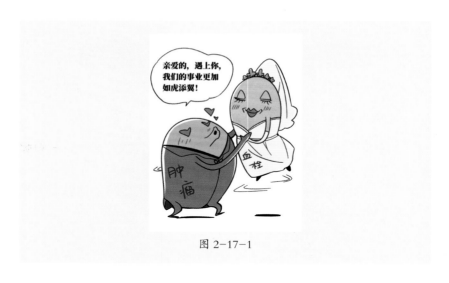

图 2-17-1

2. 肿瘤伴静脉血栓栓塞症患者在饮食上需要注意哪些？

（1）肿瘤患者需减少食盐摄入，进食优质蛋白、低脂肪、富含维生素、清淡、易消化食物，如鱼类、豆类、新鲜蔬菜瓜果及黑木耳等降低血液黏滞度的食物。避免食用动物脂肪和高胆固醇类食物，忌辛辣之品（图 2-17-2）。

（2）在日常生活中避免饮用过多或过高浓度的茶水、咖啡等。

（3）合理搭配主食、蛋白质、脂肪、蔬菜、水果和利于健康的烹饪方法，按照总量控制、均衡饮食的原则安排日常饮食。

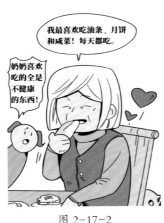

图 2-17-2

3. 肿瘤相关静脉血栓栓塞症需要终身抗凝吗？

肿瘤相关静脉血栓栓塞症患者应接受 3 ~ 6 个月以上的抗凝治疗，而合并肺栓塞的患者应接受 6 ~ 12 个月以上的治疗。对于患有活动性肿瘤或持续危险因素的患者，应遵医嘱长期抗凝。

4. 抗凝治疗过程中发生出血，该怎么办？

发生出血，立即休息，家属送往医院就诊或拨打"120"。医生会根据出血的严重程度采取相应的治疗措施：

（1）轻度出血：延迟用药或停止用药，并给予对症治疗，调整抗凝药物的种类和剂量。

（2）非致命性大出血：停用抗凝药物。失血较多的患者可会进行内镜止血（如胃肠道出血）、手术止血、补液、输血、新鲜冰冻血浆和血小板替代治疗等。

（3）致命性出血：立即停药，抢救生命。

5. 肿瘤患者如何远离静脉血栓栓塞症？

（1）治疗原发病，改变患者的高凝状态。

（2）适当运动，避免长期卧床。卧床时抬高下肢，促进血液回流（图 2-17-3）。

（3）中心静脉置管的维护：加强中心静脉置管护理，避免血栓性静脉炎，导管相关性血栓形成。

（4）对于手术治疗的患者，术后采取穿着弹力袜等物理预防措施。

（5）实体肿瘤患者，如存在血栓高风险因素，若无抗凝禁忌，应遵医嘱坚持使用抗凝药物预防血栓。

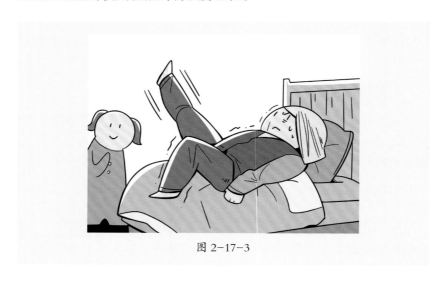

图 2-17-3

（任秀红）

第十八节　急性肺栓塞

人类"沉寂的杀手"

某新闻头条报道：王某某，45 岁，因骨折住院治疗，手术加卧床静养一个月后，医生宣布其可以出院。王某某一蹦一跳欢天喜地出院了。才走到医院门口，王某某突然胸闷、憋气、心慌，继而晕倒、猝死。这一喜一悲太突然，家属不解且愤怒，悲痛之余一纸诉状将医院告上法庭。尸检结果显示病人死因是"急性肺栓塞"。

那什么是"急性肺栓塞"？怎么这么可怕呢？

1. 急性肺栓塞为什么是"沉寂的杀手"？

急性肺栓塞是全球第三大常见的心血管疾病死因，仅次于冠心病和卒中。肺栓塞是以各种栓子阻塞肺动脉或其分支为发病原因的一组疾病或临床综合征的总称，包括肺血栓栓塞症、脂肪栓塞综合征、羊水栓塞、空气栓塞、肿瘤栓塞等，肺血栓栓塞症为肺栓塞的最常见类型（栓子为血栓），占肺栓塞的 90% 以上，就是血栓把肺血管堵住了引发的一系列缺氧症状，最严重会引发猝死，症状隐匿，病情发展快，故称为"沉寂的杀手"（图 2-18-1）。

2. 王某某为什么会得肺栓塞？

肺栓塞好发于以下人群：

（1）高龄，年龄＞40 岁的人群，随着年龄的增长，肺栓塞的发生率逐渐增高。

（2）有深静脉血栓形成或肺栓塞病史，近期手术、广泛多发损伤、严重骨折，肿瘤、肥胖、静脉曲张、糖尿病、心衰、心梗、脑卒中、吸烟的人群。

（3）长期卧床、长途航空飞行或乘车，久坐久站的人群。

（4）妊娠、产后、口服避孕药的妇女。

王某某身上的危险因素有：严重骨折、近期手术、年龄＞40岁、长期卧床等。可能是血管里形成了血栓（最常见的是下肢），随着活动突然加剧（从长期卧床一下子转变成一蹦一跳地出院），血流加快，血栓随着血液循环进入肺动脉引起肺栓塞（图 2-18-2）。

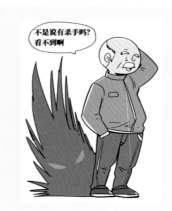

图 2-18-1

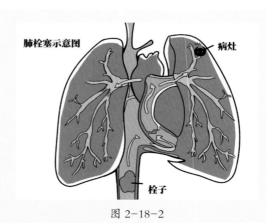

图 2-18-2

3. 急性肺栓塞有征兆么?

大多数肺栓塞无症状或表现轻微。不到 1/3 的患者出现急性肺栓塞的典型"三联征",即呼吸困难、胸痛、咯血,但普遍表现为 1 个或 2 个症状,其中以不明原因的劳力性呼吸困难最多见,小部分患者突发昏厥、猝死。

4. 有了"滤网",就不会再得肺栓塞了吗?

滤器可以有效预防绝大多数肺栓塞的发生,但不能绝对预防。因为滤器的设计理念是拦截直径 4 mm 以上的栓子,当大量直径 < 4 mm 的栓子同时或多次脱落、滤器变形或倾斜均可导致滤过效果下降,再发肺栓塞(图 2-18-3)。

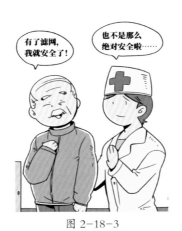

图 2-18-3

5. "滤网"放了能取出吗?

临床常用的"滤网"主要包括临时性、永久性、可取出滤器。临时性滤器置入后需要在规定时间内取出。永久性滤器主要用于晚期肿瘤伴血栓形成、难治性易栓症、高龄（80岁以上）患者，置入后无需取出。可取出滤器置入后可在规定的时间内取出，也可不取出使其成为永久性滤器。

（刘菲）

第十九节 慢性血栓栓塞性肺动脉高压

王奶奶，66岁，常年胸闷、气短，爬个三层楼走走停停，气喘吁吁，人特别容易疲劳，偶尔还会胸痛。

女儿："你这身体越来越不行啊，我带你去医院检查一下吧！"

王奶奶："没得事没得事。年纪大了，谁没个小毛小病？没啥大不了的，我最多就是年龄大了，身体零件老化了。"

有一天，王奶奶忽然在家晕倒了，家属吓坏了，120送到医院，医生考虑为"慢性血栓栓塞性肺动脉高压"（图2-19-1）。

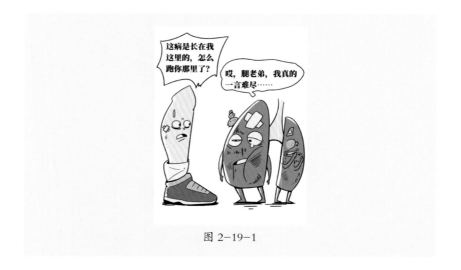

图 2-19-1

医生面具脸："再晚一点送来，命都要没了！患者有症状，为什么不早点来医院看，要拖到这时候？！"

家属惊魂未定外加一脸懵："医生，这是个什么病啊？怎么治啊？能治好吗？我们也不晓得这么严重啊！"

医生："现在知道着急啦？我来详细给你讲讲。"

1."慢性血栓栓塞性肺动脉高压"是个什么病？

慢性血栓栓塞性肺动脉高压是以肺动脉血栓机化导致肺血管狭窄或闭塞，引起肺动脉压力进行性升高，最终发生右心衰竭为特征的一类疾病。简单地说就是肺血管里有小血块堵住了血管，就像下水道积了水垢一样。肺血管被堵住了，自然呼吸不畅，而心与肺相连，严重时还会影响心脏功能。当肺血管床被阻塞 20% ~ 30% 的时候，开始出现一定程度的肺动脉高压。随着肺血管床堵塞程度的加重，肺动脉压力会相应的增加。当肺血管床阻塞＞75% 以上时，由于严重的肺动脉高压可出现右心室功能衰竭，甚至休克、猝死（图 2-19-2）。

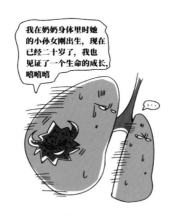

图 2-19-2

2. 这个病的常见症状有哪些？

最常见的症状是活动后呼吸困难，呈进行性加重，运动耐量下降，其他症状包括咯血、晕厥等。随着病情发展，影响右心功能可出现口唇发绀、颈静脉怒张、下肢水肿，甚至出现胸腔和腹腔积液等。

3. 这个病能确诊吗？

可以的。急性静脉血栓栓塞症的患者经过 3 个月以上规范抗凝治疗后，经 CT 影像学检查证实肺动脉内存在血栓的疑似患者，可在安静平卧状态下，经右股静脉穿刺插管至右心测量肺动脉平均压。正常成年人静息状态下肺动脉平均压不超过 20 mmHg，若 ≥ 25 mmHg 排除其他病变，如血管炎、肺动脉肉瘤、纤维素性纵隔炎等即可确诊。

4. 慢性血栓栓塞性肺动脉高压怎么治？

（1）基础治疗：包括家庭氧疗、改善心功能和康复治疗（图2-19-3）等。

（2）手术治疗：肺动脉内膜剥脱术是首选治疗方案，该手术效果明显，术后早期可明显降低肺动脉压力和肺血管阻力，改善血流动力学和患者生活质量，是目前唯一可治愈手段。

（3）介入治疗：球囊肺血管成形术不能替代肺动脉内膜剥脱术，但可适用于不适合或者无条件进行肺动脉内膜剥脱术的患者。

（4）药物治疗：该病需终身抗凝治疗，并根据病情服用利尿、强心、钙离子拮抗剂改善心功能状态，缓解呼吸困难等不适症状。新版指南推荐：高剂量钙离子拮抗剂不能改善心功能状态的患者，建议使用靶向药物。

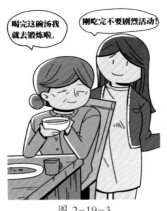

图 2-19-3

5. 王奶奶能治好吗?

这个病的残疾率、死亡率较高。尽管王奶奶可接受各种治疗，但肺循环功能不一定能完全恢复正常。目前，临床上的各种治疗方法可能使王奶奶的运动耐量和生活质量得到改善，但受累的肺血管病变并未能治愈，这也限制她恢复到正常的预期寿命。因此，该病需要早期诊断、及时治疗，将会明显改善患者的生活质量。

（许秀芳　张学凤）

第二十节　肝硬化门静脉高压症

52 岁的王先生是酒桌上的常客，常年穿梭在酒场之间，人送外号"不倒王"，每年公司总结都是最佳员工。领导的称赞，朋友的喝彩，业绩的提高让他感觉自己已成为人生赢家。尽管体检报告提示他的身体早已是红灯区，但他却毫不在意。

久而久之，他身上开始出现了一些变化：面色暗淡，肚子越来越大。开始他以为是"啤酒肚"，可情况越来越严重，渐渐肚子胀到喘不过气来，王先生立刻意识到严重性。

医生："检查报告显示你的肝功能指标很差，有很严重的肝硬化，肚子里全是腹水。初步诊断为'肝硬化门静脉高压症'。"

王先生非常不解："我肚子里为什么会有水？我的肝脏怎么了？这一切怎么造成的？医生快帮帮我！"

医生："这一切的源头都在于你长期过量饮酒引起肝硬化，进一步导致门静脉高压症。我来详细给你讲讲。"

1. 什么是肝硬化门静脉高压症？

肝硬化门静脉高压症是肝硬化基础上引起的门静脉系统的压力增高导致的一系列综合疾病，多见于中年男性，发病缓慢、隐匿，多在体检或并发症发生时发现（图 2-20-1）。

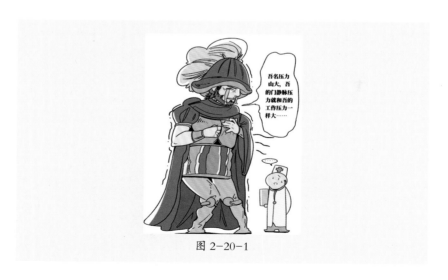

图 2-20-1

2. 门静脉起到什么作用？

门静脉是人体一条非常重要的静脉血管，由消化系统（如食管、胃肠、脾脏、胆囊和胰腺等腹腔脏器）的静脉血液回流汇合而成（图2-20-2）。富含营养物质的静脉血从门静脉流入肝脏，在肝脏内发挥新陈代谢、清除毒素等作用。

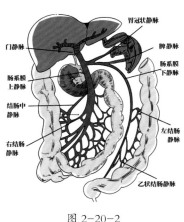

图 2-20-2

3. 为什么肝硬化会引起门静脉高压？

当肝炎病毒、酒精、免疫性疾病等各种原因长期刺激肝脏导致肝组织硬化，门静脉流向肝脏的血流阻力就会增加，就像在河流上建起大坝（图2-20-3），上游水位逐渐增高，压力就会不断变大，也就使得门静脉压力增高。

4. 听说过门静脉高压症"铁三角"吗？

这里的"铁三角"指的是门静脉高压症的常见临床表现：腹水、脾大、食管胃底静脉曲张（图2-20-4）。当病情严重时还会进一步加重为：顽固性腹水、消化道大出血、肝性脑病、肝功能衰竭等严重并发症。

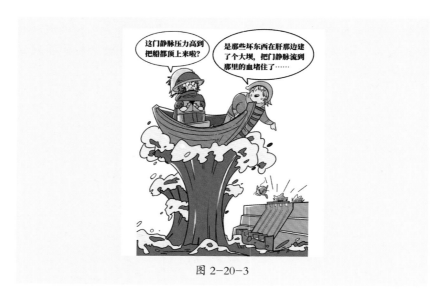

图 2-20-3

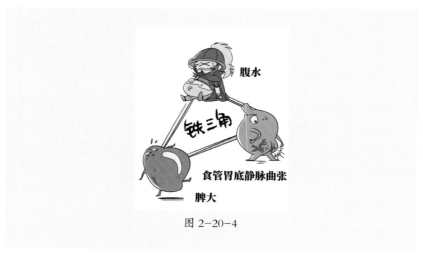

图 2-20-4

5. 门静脉高压症的患者为什么会呕血？

相信很多人见过腿上的静脉曲张，设想一下：当这些曲张的血管出现在食管和胃里，遇到鱼刺（图 2-20-5）、骨头渣等没嚼碎的稍硬食物，或腹部因弯腰或受到撞击时，那些薄如葡萄皮的曲张静脉破裂出血只是时间问题（图 2-20-6）！

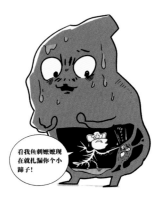

图 2-20-5

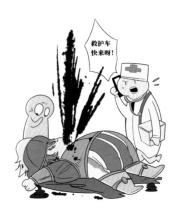

图 2-20-6

6. 肝硬化门静脉高压症可以治愈吗?

我们要明白门静脉高压症产生的一系列症状都是表象,"真凶"在于肝硬化,严重肝硬化往往不可逆,目前能达到根治效果的只有肝移植,俗称"换肝"(图2-20-7)。

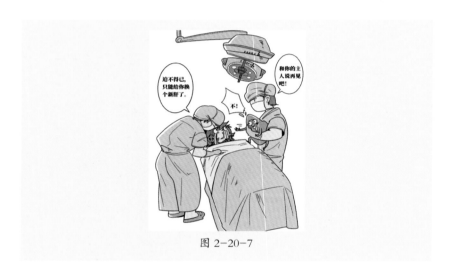

图 2-20-7

7. 一旦出现"大肚子""吐血、黑便"了,怎么办?

长期严重的门静脉高压症患者会出现"大肚子",指的是难以消除的顽固性腹水;"吐血、黑便"则是因为食管胃底静脉曲张破裂出现的消化道出血,严重的甚至危及生命。治疗方法有三种:①药物治疗:保肝、补蛋白、利尿;②内镜:胃镜下检查止血;③介入治疗:经颈静脉肝内门—体静脉分流术(Transjugular intrahepatic portosystemic shunt,TIPS)。

8. 什么是"TIPS"? 有什么优势?

肝硬化导致的门静脉高压可以看作洪水猛兽,腹水、出血后只靠堵，压力只会水涨船高，这时候需要拿出大禹治水的智慧，"疏""堵"结合，TIPS 应运而生（图 2-20-8）。其优势在于集分流 + 断流为一体的微创介入治疗！通过放置支架建立肝静脉和门静脉之间分流通道，降低门静脉的压力；同时，查缺补漏——栓塞出血曲张静脉，真正地降低患者再出血的风险，改善肝硬化患者生活质量，为进一步治疗创造机会。

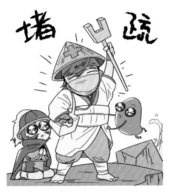

图 2-20-8

9. 如何预防门静脉高压症？

预防门静脉高压症先要预防肝硬化！预防肝硬化，我们要做到：①注射疫苗，拒绝肝炎；②食物要卫生，烟酒不要沾；③药物多伤肝，吃药要有数；④远离脂肪肝，少吃多运动！

（薛明　李丹）

第二十一节　肝血管瘤

我是一个肝脏，人人都有的肝脏，最近出事了，出大事了（45度角仰望天空，眼角噙着泪），还记得最初的模样，忘不了白纸黑字的惊吓。

胆小弟："嗨，哥们，咋了啊？最近脸色不太好，好像还有点胖了。"

肝大哥："哎，被你看出来了！老弟啊，你说我咋整呢？我可能快挂了，最近主人脸色暗沉发黄、肚子发胀，吃点油腻的就想吐（手帕擦了下眼角），就去检查一下。这不查还好，一查我的一条命都去了 3/4，说我的身上长瘤子了，都已经 5 cm 大了。"

胆小弟："老哥啊，别急啊，医生咋说呢？"

肝大哥："额……，这个，还用找医生看吗，都已经说我肿瘤了啊！"

胆小弟："别急，大哥，我认识医院肿瘤科的朋友，我陪你去看看吧。"

坐在医生对面的肝大哥和胆小弟觉得每一秒都在宇宙大爆炸。

医生："别急，你这是肝血管瘤，是一种常见的肝良性肿瘤，是一种血管畸形，现在可以通过介入治疗进行干预，看你们这么紧张，就让我好好地给你们科普下吧。"

1. 什么是肝血管瘤，肝血管瘤是怎么形成的？

肝血管瘤是一种常见的肝脏良性肿瘤样病变，好发于 30 ~ 50岁，女性较为多见。肝血管瘤病理类型以海绵状血管瘤最为多见，瘤体主要由大量异常扩张的血窦组成，并非严格意义上的肿瘤，属于静脉畸形范畴（图 2-21-1）。

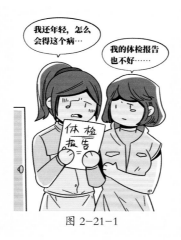

图 2-21-1

2. 肝血管瘤还是肝癌，现有的医疗手段能鉴别吗？

肝血管瘤生长极其缓慢，多在体检中由影像学检查发现。

肝血管瘤的影像学检查方法主要包括超声、CT、MRI 及 DSA 等。超声是肝血管瘤的首选影像学检查方法，其敏感性很高，甚至可检出 1 cm 以下的肝血管瘤。CT 及 MRI 技术的发展和普及极大提高了肝血管瘤的定性和定位诊断准确性，增强扫描中"快进慢出"或"慢进慢出"是其主要强化方式；结节样强化是 CT 诊断肝血管瘤的特征性表现。DSA 为有创检查，多在介入手术中使用。

短期内迅速增大的"肝血管瘤"更要警惕，通常意味着恶变或它并不是肝血管瘤，而是肝恶性肿瘤（图 2-21-2）。

3. 肚子里的瘤子在体外能摸到吗？

肝血管瘤一般没有明显的症状，瘤体直径增长至 5 厘米以上时可能在体外触及腹部包块，同时伴有右上腹隐痛、餐后饱胀、消化不良、恶心、呕吐、食欲不振、黄疸等表现。

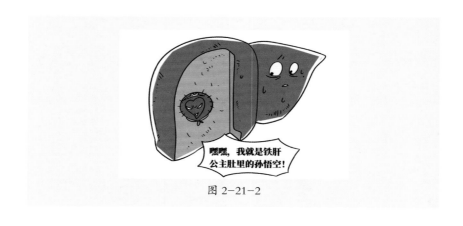

图 2-21-2

4. 肝血管瘤什么情况下需要治疗？

（1）肝血管瘤直径 ≥ 5 厘米，特别是伴有腹胀、腹痛等临床症状者。

（2）肝血管瘤位于肝脏表面或血管瘤较大者。

（3）尽管血管瘤直径没有达到 5 厘米，也无明显临床症状，但因患者对疾病产生严重焦虑或过度恐惧，经劝导后仍严重影响工作、学习、生活时，则给予医学干预（图 2-21-3）。

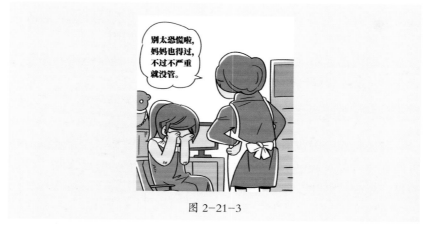

图 2-21-3

5. 介入微创手术治疗肝血管瘤的优势有哪些？

外科手术及介入微创手术为治疗肝血管瘤的主要方式。外科手术切除创伤大且术后可能出现胆漏、肠梗阻、消化道出血及感染等并发症。相比之下，介入微创手术操作简单、创伤小、术后恢复快、住院天数短，正常肝脏几乎不受影响。

目前，介入微创治疗肝血管瘤的方法主要包括肝动脉栓塞术、穿刺硬化治疗术及射频消融术。

（王春雪）

第二十二节　盆腔瘀血综合征

张女士是一位工作 20 余年的百货大楼售货员。今日穿短裤，同事说她大腿后侧长了很多"虫子"，可怕极了，加上近期便秘加重，下腹部坠痛明显，白带和月经量越来越多，她越想越觉得自己得了不得了的大病，于是慌忙赶往医院就医。

张女士："医生医生，为什么我大腿会长这么多可怕的'虫子'？我现在感觉全身不舒服，是不是被不好的东西附身了？快给我看看！"

医生："看您逻辑清晰，神智正常，茅山道士是没法给您看了，还是我给你看看咋回事吧，放松心情，别紧张！"于是给张女士做了 B 超。

医生："结合您的症状和 B 超结果，您极可能是患有盆腔瘀血综合征，需要做盆腔静脉造影才能确诊。"

张女士紧张得一头雾水："到底什么是盆腔静脉瘀血综合征？严重吗？可不可以治好？是否会影响以后的生活？"

面对张女士的一连串发问，医生安慰到："目前还需做进一步检查才可确定，即便是盆腔瘀血综合征也无须害怕，这是一种可治愈疾病，每个人均有可能患上，良好生活习惯是关键。"并给她回答了以下一系列问题。

1. 盆腔瘀血综合征＝肚子积血吗？

不是一回事哦！

盆腔瘀血综合征是由于慢性盆腔静脉血液流出不畅、盆腔静脉充盈、瘀血所引起的一种疾病。简而言之，不是血液积聚在肚子里，而是淤积在盆腔的静脉里（图 2-22-1），开腹手术下可见盆腔静脉增粗、迂回、曲张或成团。

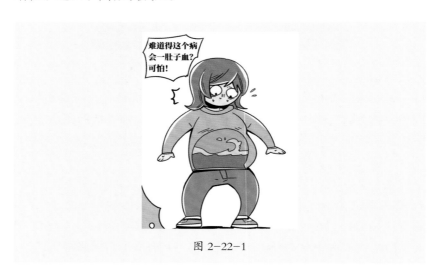

图 2-22-1

2. 让人摸不着头脑的"两多一少"和"三多一少"（图 2-22-2）

"两多一少"是盆腔瘀血综合征的典型表现，主要是指月经多、白带多，妇科检查阳性体征少。"三多一少"是典型的糖尿病的症状描述，三多就是多饮、多尿、多食，一少指的就是消瘦。盆腔瘀血综合征的其他表现，见表 2-22-1。

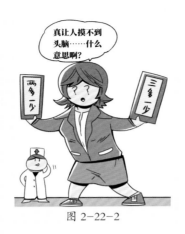

图 2-22-2

表 2-22-1　盆腔瘀血综合征的临床表现

临床表现	症状
三痛两多一少	三痛：盆腔坠痛、低位腰痛、性交痛 两多：月经多、白带多 一少：妇科检查阳性体征少
下肢静脉曲张	耻骨上静脉曲张、外阴静脉曲张和大腿后静脉曲张
泌尿系统症状	血尿、尿频、尿急、尿痛等

3. 平时好端端的，怎么会得上盆腔瘀血综合征呢？

（1）盆腔静脉数量多，静脉管壁薄弱，当长时间站立位或坐位、仰卧位睡眠、性交频繁、便秘、频繁孕产等情况下，盆腔压力增高导致盆腔静脉瘀血。

（2）各种原因引起的下腔静脉回流不畅也可导致盆腔静脉迂曲、扩张，如先天性血管畸形、门脉高压、左侧髂总静脉受压综合征、胡桃夹综合征、盆腔或肠道肿物压迫等。

（3）内分泌因素：盆腔积液中存在一定水平的雌激素、孕激素，当雌激素水平下降时，一氧化氮释放增加，导致血管平滑肌舒张，从而导致静脉曲张。

4. 盆腔瘀血综合征需要做哪些检查？

（1）逆行卵巢静脉造影：该方法即是诊断方法又是治疗方法，是诊断金标准。典型表现为：卵巢静脉丛瘀血，子宫静脉充盈扩张。

（2）超声诊断技术：是筛查的首选方式，包括 B 型超声技术，彩色多普勒技术和脉冲多普勒技术。

（3）单光子发射计算机断层、CT 和 MRI，常用于盆腔内大的静脉丛，伴随其他盆腔脏器周围扩张的静脉丛。

5. 盆腔瘀血综合征该怎么治？

（1）一般治疗：改变不良生活习惯，避免久站、久坐，纠正便秘（图 2-22-3）；适当体育锻炼加强盆底肌张力，有利于盆腔症状的减轻或缓解。

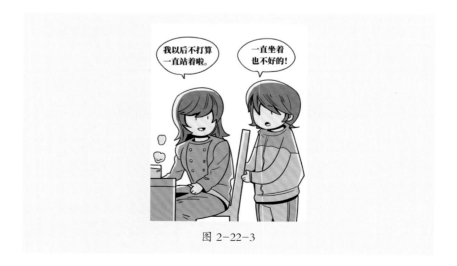

图 2-22-3

（2）遵医嘱药物治疗：包括抑制卵巢功能治疗（如安宫黄体酮、促性腺激素释放激素抑制剂等）、改善血管张力和对症治疗（如非甾体类药物、中药灌肠等），但药物治疗仅能短期缓解，极易再次发作。

（3）介入治疗：硬化剂治疗、栓塞治疗、球囊扩张成形术和支架植入术。

（郑小静）

第二十三节　胡桃夹综合征

16 岁的小乐是一名高二学生，一直非常爱美，为了保持苗条的身材，她特别注重饮食，高热量食物那是从来不碰。为了减肥，小乐将饮食一再减量，吃得极少，发现体重一直在减轻，心里那个乐的哟。一周前，突然：

"我的妈呀，刚刚我尿咋是红色的呀？我是不是得绝症了，呜呜呜……"

"哎呀！真的是血，这么红！走走走，我们快点去医院看一下！乐娃儿，你还有哪里不舒服呀？"

"肚子有点痛，腰也有点不舒服，老妈，我这是怎么了嘛？"

"哎，先不慌不慌，走走走，去医院看下是咋回事！"

……

经过泌尿外科牛医生检查，确诊为"胡桃夹综合征"。

1. 胡桃夹综合征是个什么病？是被核桃夹子夹伤的吗？

胡桃夹综合征又叫左肾静脉压迫综合征，是由于左肾静脉在腹主动脉和肠系膜上动脉所形成的夹角或腹主动脉和脊柱之间受机械挤压导致左肾静脉回流受阻，左肾、输尿管及生殖腺静脉压力增高导致的一系列临床综合征（图 2-23-1）。

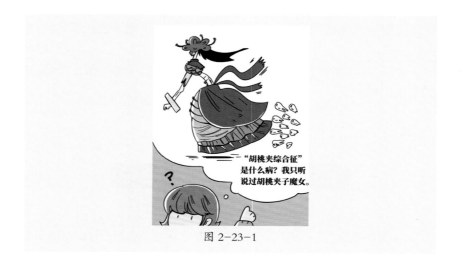

图 2-23-1

2. 哪些情况下会影响左肾静脉回流，被"胡桃夹君"盯上呢？

正常情况下，由于生理解剖结构的保护，且左肾静脉周围有脂肪、腹膜、神经纤维丛和淋巴结的填充，我们的左肾静脉不容易受压。

但在某些病理情况下，有可能被"胡桃夹君"盯上哦！如：

（1）左肾静脉位置发生改变：左肾静脉位于腹主动脉和脊柱之间，医生们称之为"后胡桃夹综合征"。

（2）肠系膜上动脉的异常分支或起源异常，容易受到周围组织的"排挤"。

（3）腹腔脏器下垂，尤其在直立活动时，腹腔脏器因重力下垂牵拉肠系膜动脉，导致左肾静脉受压。

（4）青少年生长过快、体形发生较大变化、脊柱过度伸展，就有可能使左肾静脉受到挤压导致发病。这是"胡桃夹君"通常喜欢盯上年轻人，特别是 16 ～ 30 岁或者体型瘦长人群的主要原因哦（图 2-23-2）！

（5）某些疾病引起的腹主动脉旁纤维组织压迫。

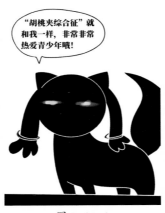

图 2-23-2

3. 怎样能早期抓到隐藏在体内的"胡桃夹君"呢?

（1）发现腰腹部疼痛、血尿、性腺静脉曲张时，需要提高警惕，早点到医院就诊。

（2）除了上面的一些症状，胡桃夹综合征还可表现为失血性贫血、胃肠道症状、肾静脉血栓、体位性蛋白尿。

（3）直立调节障碍症状：晨起或直立后出现头晕、心慌、恶心、胸闷，可能与血管舒缩介质分泌失调有关，导致在直立位时下肢静脉系统收缩反射迟缓，回心血量减少，心输出量减少，大脑一过性供血不足而致，多见于儿童。

（4）彩色多普勒超声检查方便易行，是最常用的筛查手段。左肾静脉造影是诊断的"金标准"，但属于有创检查。

4. 想治好胡桃夹综合征，必须得"挨刀子"吗?

（1）轻度无症状血尿、年龄＜18 岁的患者倾向于保守观察治疗，至少观察 2 年时间。

（2）由青春期急剧增长造成的胡桃夹综合征，随着年龄增长，肠系膜上动脉与腹主动脉之间夹角增大，夹角内脂肪等组织增多，血尿可自行缓解。

（3）睡眠时可行侧卧位，使肠系膜上动脉与腹主动脉之间夹角错位，缓解左肾静脉受压的程度。

（4）经过 2 年以上观察或内科对症治疗后症状无明显缓解或加重；严重的不缓解的疼痛或男性重度精索静脉曲张；出现严重的并发症，如头晕、贫血、肾功能损害等情况，需要手术治疗。

5. 出院后需要注意些什么？

（1）疾病恢复、症状消失是一个渐进的过程，切莫操之过急（图 2-23-3）。

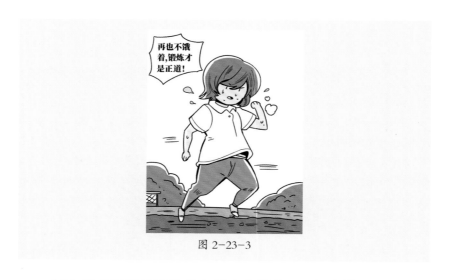

图 2-23-3

（2）患者出院后需注意血尿改善情况，一般来说血尿的消失需 1 ~ 4 周。

（3）遵医嘱服用药物，抗凝治疗期间注意观察有无皮肤、牙龈、皮下出血等。

（4）半年内避免从事重体力活动，定期门诊复查尿常规及肾脏彩超。

（莫伟　李玉莲）

第二十四节　精索静脉曲张

"蛋蛋"的忧伤

旦旦与老婆结婚 3 年，夫妻生活和谐，但一直未生孩子。近来站立时间过长或行走时间过长后自觉左侧阴囊处疼痛，自己触摸感觉睾丸上方似有一块像蚯蚓样软软的东西，于是到医院就诊（图2-24-1）。

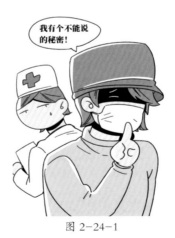

图 2-24-1

旦旦："那个……医生，我有个朋友那个地方最近有点疼，我想问一哈……"

医生："你说的这个朋友，是不是你自己哈（图 2-24-2）？我晓得我晓得，别害臊，裤子脱了，先检查一下。（一顿视、触、问之后）你这个是精！索！静！脉！曲！张！"

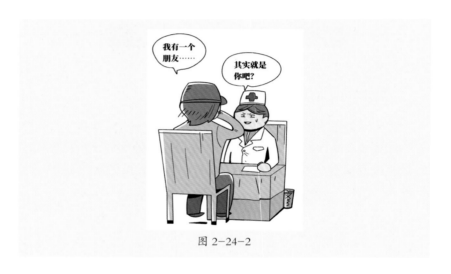

图 2-24-2

旦旦："'金锁'静脉曲张？？？"

医生："不是'jinsuo'，是'jingsuo'！你没听过嚯？"

旦旦："不要喊不要喊，我晓得嘞，（更小声＋无处安放的小手）你是说我那个地方的静脉曲张了？我的天哪，你这个是不是影响我生孩子，我家'屋头的'还不晓得，你晓得我有好尴尬了嘛！"

医生："咋子嘛，莫方莫方，今天来给你科普一哈子。"

1. 什么是精索静脉曲张？好发于哪些人群？

精索静脉曲张是一种血管病变，指精索内蔓状静脉丛异常伸长、扩张和迂曲形成的阴囊血管性肿块，是青年男性最常见的阴囊肿块之一，好发于青壮年男性，发病率为 10%～15%（图 2-24-3）。

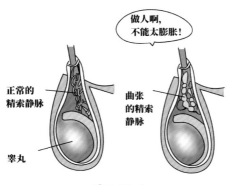

图 2-24-3

2. 精索静脉曲张好发于左侧还是右侧？原因是什么？

临床上以左侧精索静脉曲张最多见，约占 77% ~ 92%，双侧者约 10%，而单独右侧者更为少见。左侧精索静脉曲张较右侧常见，原因为：

（1）左侧精索内静脉行程长，呈直角汇入左肾静脉，静脉压力较大。

（2）左肾静脉在肠系膜上动脉与腹主动脉之间受压，影响左侧精索内静脉回流甚至导致反流（称为"胡桃夹"现象）。

（3）右髂总动脉可能使左髂总动静脉受压，影响左输精管静脉回流，形成远端钳夹现象。

（4）精索内静脉瓣缺如更常见于左侧（左侧约 40%，右侧约 23%）。

3. 什么是 Valsalva 试验？临床上将精索静脉曲张分为几级？

Valsalva 试验用于判断静脉曲张严重程度，即让患者站立，嘱其用力屏气以增加腹压，血液回流受阻，显现曲张静脉。

临床上将精索静脉曲张分为 3 级：

Ⅰ级：触诊不明显，但 Valsalva 试验时可出现。

Ⅱ级：在触诊时极易触及扩张静脉，但不能看见。

Ⅲ级：患者站立时能看到扩张静脉在阴囊皮肤突现，如团状蚯蚓，容易摸到。

4. 精索静脉曲张有哪些临床表现和危害呢？

患者常由于缺乏自觉症状而得不到及时诊治，最终导致部分患者生精能力受损。少数患者可有立位时阴囊肿胀，阴囊局部持续或间歇坠胀疼痛感、隐痛和钝痛，可向下腹部，腹股沟区或后腰部放射，劳累或久站后及行走时症状加重，平卧休息后症状减轻或消失。

精索静脉曲张会导致血液滞留，使睾丸局部温度升高，睾丸内有害物质蓄积，氧化应激增加，睾丸局部微循环障碍，睾丸病理改变。主要有以下几大危害：①少数精索静脉曲张患者经久不治，会出现性欲低下、勃起功能障碍、早泄等性功能障碍；病情严重者会引起睾丸功能进行性下降，甚至发生睾丸萎缩；②精索静脉曲张是引起不育的最常见原因之一，可能是精索静脉曲张后血液回流障碍，出现代谢毒性物质瘀滞、堆积，睾丸局部温度升高等，导致生精小管变性，从而影响精子发育。

5. 精索静脉曲张患者日常生活管理要注意什么？

（1）注意避免腹部高温，如尽量避免"跷二郎腿"，高温可使血管扩张造成回流不畅，同时扩张的血管会进一步加重静脉反流造成血液淤积。

（2）避免增加腹压，不穿束腰过紧的衣裤，选择宽松的衣裤。

（3）建议控制烟酒、饮食清淡及避免食用辛辣刺激等食物。

6. 精索静脉曲张术后注意事项及术后复查时间

术后注意事项：①术后 1 ~ 2 周适当抬高阴囊，多躺少站；术后 2 ~ 3 周建议穿紧身内裤或阴囊托；②术后 2 ~ 4 周不宜进行性生活；③三月内不宜进行跑步、打球、长距离骑车、登山等剧烈活动及重体力劳动；④不吸烟饮酒，清淡饮食，不吃辛辣食物，适当食用富含维生素的蔬菜水果。

术后复查：①术后 1 ~ 2 周进行第一次复查，主要检查有无手术并发症；②术后 3 个月左右再次进行复查，此后每 3 个月随访 1 次，至少随访 1 年或至患者配偶成功受孕。

（徐淑娟）

第二十五节　中心静脉导管——PICC

张阿姨，69 岁，两个月前因"胃恶性肿瘤"，行胃部肿瘤切除术。当得知术后需要定期化疗，张阿姨立马整个人都不好了："什么？！还要化疗？我本身血管就很细，住院这段时间每次护士来扎针就像给我上刑。而且我听病友说啊，化疗药物刺激性很大，一旦从血管漏出来，整个手都会烂掉！"

责任护士小徐听了张阿姨的哭诉，立马拉住阿姨的手安慰道："张阿姨啊，您不要怕，我这里有办法！""您听过 PICC 吗？是由我们专科护士操作，通过手臂外周静脉，把一根长长软软的管子放到您的血管内，它的末端置于身体里的大静脉，大概位置在心脏的上方。我们每次通过这个管子给您输液，不需要重新扎针，它最长可以在体内留置一年。这个输液用的导管叫作 PICC 导管，很多肿瘤患者都使用这个导管化疗，很方便的哦。化疗完，管子拔掉就好啦。"

张阿姨一听立刻来了兴趣："小徐啊，你再和我详细说说。"

1. 什么叫 PICC 导管?

PICC 导管是指经外周插管的中心静脉导管,经上肢的贵要静脉、肘正中静脉、头静脉、肱静脉(图 2-25-1),颈部的颈外静脉(新生儿还可通过下肢大隐静脉、头部颞静脉、耳后静脉等)穿刺置管,尖端位于胸腔内的上腔静脉或下腔静脉的导管(图 2-25-2)。

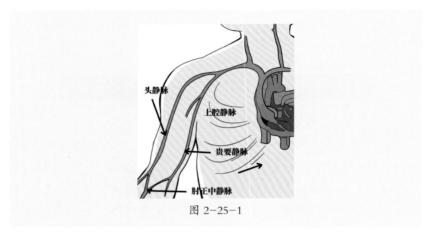

图 2-25-1

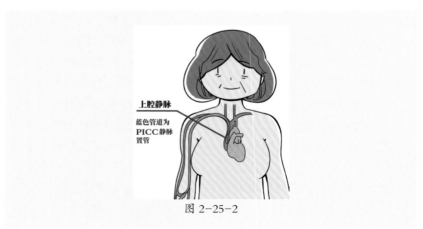

图 2-25-2

2. 放置 PICC 导管的适应证和禁忌证有哪些？

适应证：

（1）需长期静脉输液治疗的患者。

（2）缺乏外周静脉通路的患者。

（3）输注刺激性药物（如化疗药物等）的患者。

（4）输注高渗性或黏稠性液体（如胃肠外营养液、脂肪乳等）的患者。

（5）需反复输血或血制品的患者。

禁忌证：

（1）已知对导管材质过敏。

（2）预定插管部位有感染、放疗、血栓史。

（3）乳腺癌根治术或腋下淋巴结清扫的术侧肢体。

（4）锁骨下淋巴结肿大或有肿块侧肢体。

（5）严重出血性疾病。

（6）上腔静脉综合征的患者（此类患者可经股静脉置管）。

（7）安装起搏器的一侧。

3. 留置 PICC 导管有什么风险吗？

（1）导管相关性血行感染、水肿、血栓形成。

（2）刺激神经导致心律失常。

（3）静脉炎、穿刺处疼痛、纤维蛋白鞘形成、穿刺点渗血、血肿和淋巴液渗出。

（4）导管断裂、导管移位、导管堵塞和导管脱出。

4.PICC 贴膜多久更换一次？

PICC 置管后 24 小时需更换敷料，并根据使用敷料种类及贴膜使用情况决定更换频率，透明敷料每 5 ~ 7 天更换 1 次，纱布敷料每 2 天更换 1 次。治疗间歇期应至少每周维护一次，如敷料潮湿、卷曲、渗血、渗液,发现血液回流至PICC导管应立即到医院导管维护。

5. 如果 PICC 导管断裂,该如何处理?

导管最容易发生断裂的部分是导管与连接器连接部分。一旦发生,立即将外露导管折闭并用胶带固定到手臂上;如果所剩导管长度不够折闭,可适当将导管从穿刺点部位小心地拔出 3 ~ 5 cm,随后折闭,并用胶带固定到手臂上。寻求医生或护士的帮助,导管需要由医生或护士立即修复或拔除(图 2-25-3)。

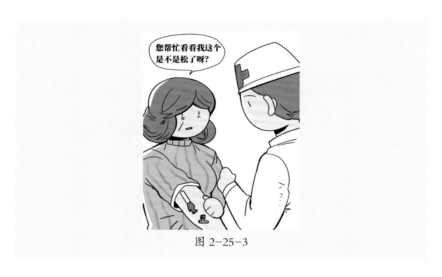

图 2-25-3

(徐丽娟)

第二十六节　中心静脉导管——输液港

输液"插座"来了

最近科室来了一位肿瘤患者李奶奶，因发现肿瘤较晚已广泛转移，需要静脉化疗。李奶奶没文化，但是性格比较开朗，入院第二天就跟我们医护人员打成一片。经过一系列检查，老奶奶可以用化疗药治疗了。为了用药安全，医生决定给李奶奶安置中心静脉导管——PORT，俗称输液港。

李奶奶："输液港是个啥东西？我没听说过啊！"

医生："它是一种新型的输液装置，好像是在您身上按了一个插座，要挂水时插上针，不挂水了就拔掉针。拔针之后表皮是完整的，不影响您的日常生活，除了不要剧烈运动，您想干啥就干啥。"

李奶奶："那……放这玩意疼不疼呀？"

医生："手术会在局部打麻药的，您躺一会儿，做个梦就好了。您手上的血管不好打，这样可以免吃苦头了。"

李奶奶："那这东西放在肉里可以吗？"

医生："奶奶，您放心，目前它是进口的，放在身体内一辈子都可以的。"

李奶奶："那好啰，听你的，麻烦你帮我按个插座。"（图2-26-1）

通过跟李奶奶和她女儿沟通后，同意并签字放置输液港。但李奶奶放输液港那天还是比较担心和焦虑，拉着我们问了一连串的问题。其实随着治疗方法的增多，为了用药的安全性和减少并发症的考虑，输液港在临床已广泛大量使用，为了让广大民众熟悉、了解输液港及其相关维护、配合方面的知识，我们进行以下宣教和解答。

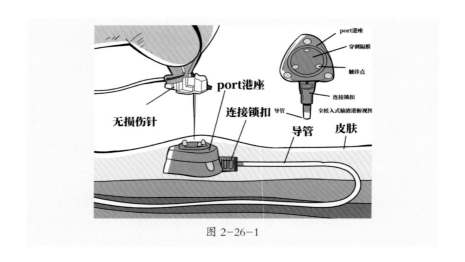

图 2-26-1

1. 输液港是个什么装置？

输液港是一款完全放置到人体内、适用于中长期（3～6个月及以上）静脉治疗的一款血管通路装置，由输液港体和深静脉导管组成，输液港的港体埋在前胸壁或手臂，连接的导管置入上腔静脉（图 2-26-2）。

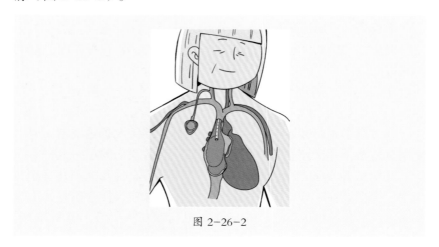

图 2-26-2

2. 为什么要放输液港？

因为治疗肿瘤的药物，大多数是刺激性或发泡性药物。如果用手背或手臂的浅表静脉，万一药物外漏就会导致组织坏死、腐烂，但这些药物通过输液港的深静脉导管输入，就会避免此类事故的发生。另外，一些非肿瘤或浅表静脉血管条件不好又需要长期输液、反复输血或频繁采血的患者，也建议深静脉置管，这样既能减少频繁穿刺的痛苦，很好地保护浅表静脉，还可以避免血管损伤性血栓形成的风险。

3. 哪些人不适合放置输液港呢？

有以下这些情况时不可放置输液港：

（1）拟放输液港的部位有感染或皮肉破损。

（2）合并有急性感染但没得到有效控制。

（3）对植入的输液港如硅胶、聚胺酯或钛等材料过敏。

（4）放输液港的静脉回流障碍如手术后、血栓形成、肿瘤或淋巴结肿大压迫等。

（5）严重的凝血功能异常。

4. 放置输液港后要注意哪些？

放置输液港后不会影响日常生活，可以正常洗脸、刷牙、吃饭、穿衣服、洗碗、擦桌子、用电脑等，也可以进行适当的活动如散步、慢跑等。避免使用置输液港侧手臂提过重的物品、作引体向上、托举哑铃或打球。除此之外还需注意以下几点：

（1）置入后 24 小时内为避免伤口局部出血，请静卧休息（图2-26-3）。

（2）置入后 72 小时内保持局部清洁干燥，避免潮湿，敷料脏了及时告诉医生、护士。

（3）置入后 2 周内不要做剧烈运动，防止出血。

（4）拆线前禁止洗澡，可以擦身，伤口愈合后才可以淋浴和泡浴。

（5）输液港插针时会有点疼。输液过程中港体部位出现疼痛、渗水、渗血或者瘙痒等不舒服时请及时告诉医生、护士。

（6）不输液、采血时不需要插针。拔针后当天不能洗澡，24小时后才能淋浴。

（7）尽量穿开衫式衣服，穿脱时避免牵拉蝶翼针。

（8）如植入手臂港，则避免该侧手臂测量血压。

（9）胸壁放输液港者在行钼靶检查时请告知检查工作人员。

（10）非耐高压型输液港在需做高压注射（如 CT、MRI 检查）时请及时提醒医生、护士，防止导管破裂出意外。

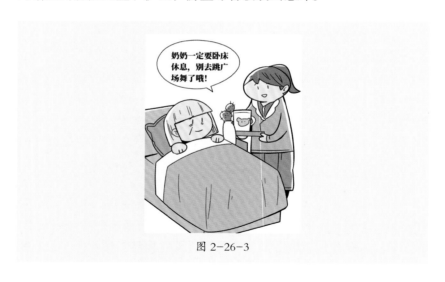

图 2-26-3

5. 出院后该注意什么？

（1）保持输液港植入部位局部皮肤清洁干燥，避免输液港体被冲撞和重压。背包、系汽车安全带、穿女性文胸时要注意避免带子压住或长时间摩擦输液港座部位皮肤。

（2）保管好输液港维护手册，每 4 周带着维护手册到医院维护一次，必须由专业护士进行维护、换药。

（3）注意输液港周围皮肤有无红肿、灼热、疼痛等不舒服感，如有异常请及时到医院就诊。

（4）如肩颈部出现疼痛或出现植入输液港同侧上肢肿胀、疼痛等症状时请及时到医院检查处理。

（5）非耐高压输液港严禁高压注射造影剂，做造影检查前及时提醒医生。

（6）如出院后可以做一般的家常劳务，但要注意不能太用劲，时间也不要太长。

6. 一般一个输液港可以留置多长时间？什么时候可以拔除输液港？

输液港主要材料是聚氨酯和钛，有耐压、抗腐蚀作用，如无特殊和不适可以终身留置使用。

医生评估后，在不使用刺激性、发泡性药物时和不频繁输液、输血、采血时可以拔除输液港。当输液港及导管出现问题、局部有感染和无其他原因的长期发热不退等情况，医生判断不适宜留置时都应该及时拔除，确定拔除输液港后一定要去正规医院预约登记进行拔除。

7. 拔除输液港后还要注意什么？

拔除输液港后要按医生要求按压伤口半小时左右，凝血功能差者适当延长按压时间。注意伤口有无出血或疼痛，有问题或变严重及时汇报医生、护士。平时请保持伤口敷料的清洁、干燥。拔除输液港 24 小时后要换药一次，以后每两天换药一次，用特殊的消毒敷料可以延长换药时间。敷料脏了或掉了需及时去医院换药，特别是大热天如果出汗多需每天换药一次。7 ~ 10 天拆线，拆线前不可淋浴。提醒大家，如果大医院就诊不方便，到有深静脉维护资质的医院换药、拆线也可以的。

（沈静慧）

第二十七节　儿童静脉畸形

怪物宝宝

小宝妈妈："医生，我家小宝出生时就发现右脸腮帮子处有一小块紫色疙瘩，当时以为是胎记。现在这'胎记'越长越大，像个肉球挂在脸上，看着吓人。其他人看到我家小宝就怕，大家都喊他'怪物宝宝'。呜呜呜……（图 2-27-1）"

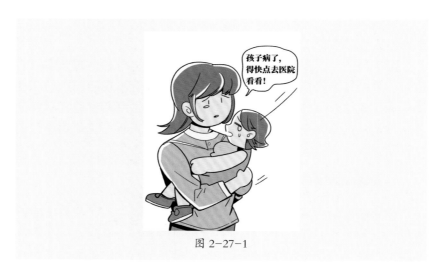

图 2-27-1

医生："宝妈，别哭，我们先来检查一下。"

（医生检查中发现孩子的颌面部可见大片肿物，表面伴散在蓝紫色的色素沉着，边界不清，质软，无压痛、触痛，皮温不高，表

面无破溃。医生给孩子开了磁共振检查）

　　医生："宝妈，通过检查，你家小宝确诊为'儿童静脉畸形'。"

　　小宝妈妈："畸形？为什么会得这病？能治吗？不会一辈子被别人当怪物吧？呜呜呜……"

　　医生："家长别激动，今天来给你科普一下。"

1. 什么是儿童静脉畸形？

　　儿童静脉畸形是常见的先天性血管畸形，因静脉网发育的先天性缺陷引起缺乏平滑肌的静脉扩张和功能障碍。血管畸形部位常表现为青紫色、浅蓝色、隆起或不隆起皮肤、边界不清，局部听诊无震颤或杂音，摸上去局部皮肤的温度不比邻近皮肤高，核磁共振检查可有特征性的影像学改变。患儿大多无临床症状，但有静脉血栓形成和血栓钙化形成继发感染时常伴疼痛（图 2-27-2）。儿童静脉畸形可局部或散发在身体任何部位，以颅面部、四肢为好发部位。

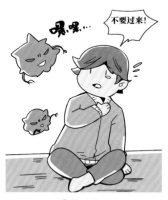

图 2-27-2

2. 儿童静脉畸形会遗传吗？

90% 以上的静脉畸形为散发性病变，不会遗传。家族性静脉畸形临床罕见，约占 10%，属于常染色体显性遗传。

3. 儿童静脉畸形对患儿有什么影响？

儿童静脉畸形不能自行消退，随着年龄增长逐渐增大，不仅影响容貌，还可以发生疼痛、溃疡、出血或压迫、侵及邻近组织结构，大型病变可能发生慢性局限性血管内凝血病变，导致血栓形成或出血，继而影响行走、运动、语音、吞咽和呼吸功能，甚至有出血窒息死亡的危险。

4. 静脉畸形什么时期治疗比较好？

静脉畸形以青少年时期进展最快，其余阶段均进展缓慢。若病灶增长缓慢甚至控制在"静止期"，则可实现"带瘤生活"。静脉畸形若能在儿童期早发现、早治疗，就可以尽早控制疾病的发展，把疾病带来的不良影响控制在最轻的程度（图 2-27-3）。

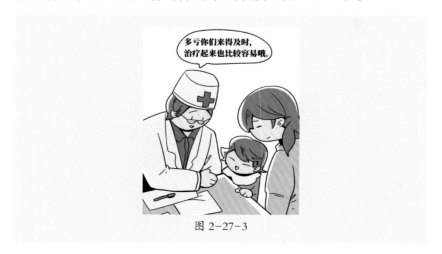

图 2-27-3

5. 儿童静脉畸形的常见治疗方法有哪些？

静脉畸形治疗方法包括介入硬化治疗、手术切除、激光治疗、消融治疗、冷冻治疗及电化学治疗等。有些无法彻底根除的病灶，若为了保护重要组织行姑息切除，则残留的血管畸形容易复发；如彻底切除，可能创伤大、出血多，且会导致局部组织缺损，影响面部容貌或组织功能。根据国际静脉协会的推荐，介入硬化治疗是静脉畸形目前最主要的治疗方法，也可结合激光、外科手术联合治疗。

6. 出院后需要注意什么？

（1）注意保护患儿病灶处皮肤，避免外力的撞击。选择纯棉、宽松的衣物并勤更换，保持局部皮肤清洁、干燥，减少摩擦，避免皮肤完整性受损。

（2）勤观察患儿静脉畸形部位术后恢复情况，瘤体颜色如果变黑或表面形成水疱，需返院专科门诊复查。

（3）因静脉畸形疗程一般需治疗 2 ~ 3 次。出院前，家长需再次跟主管医生预约下次治疗时间。

（刘佩莹）

第二十八节　儿童静脉血栓

小明："爸爸妈妈，我给你们出个脑筋急转弯吧？"

爸爸："你说吧。"

小明："血管里的格格巫是什么？"

爸爸挠了挠头，说："血管里能有什么东西，不就是血液吗，能有什么坏东西？"

小明："哈哈，妈妈，你呢？"

妈妈："啊？难道是白细胞？白血病不就是白细胞多嘛。"

小明："哈哈，都不对，就知道你们猜不中是静脉血栓，血栓要是堵在肺里，还会得肺栓塞，肺栓塞也被称为'沉寂的杀手'，这病不仅大人容易得，我们小朋友也容易得呢。"

从书本上学到知识的小明开始给爸妈讲解起来……

1. 儿童为什么会得静脉血栓？

静脉血栓形成有三大危险因素：血流缓慢、静脉壁损伤及血液的高凝状态（图 2-28-1）。卧床的患儿因为卧床期间小腿肌肉缺乏收缩导致血流缓慢。儿童静脉血栓发生率逐年上升，置管、血液净化、住院时间 ≥ 7 d、入住 ICU ≥ 4 d，D- 二聚体水平升高是血栓发生的独立危险因素，手术、创伤后的儿童，如骨折也会导致静脉壁的损伤，这些危险因素都可以导致血栓的形成（图 2-28-2）。同时，手术后以及创伤后因为出血需要凝血来凝固止血从而引起血液高凝状态也会导致血栓形成。

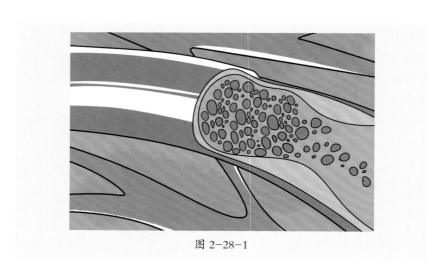

图 2-28-1

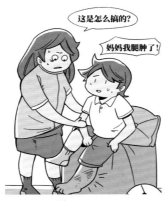

图 2-28-2

2. 儿童静脉血栓能治愈吗？

血栓的治愈标准其实没有特别统一的，有些患儿用药以后血栓能够完全清除，这当然是最好的。但有些患儿因为血栓负荷比较重，血栓部位比较多，尤其是下肢静脉、髂静脉，甚至下腔静脉都有血栓。治疗目的是使原先堵死的静脉再通，使血流通过血栓段回流到心脏。所以一旦患儿有血栓，请尽快到医院就诊，这样能帮助患儿解决血栓的问题。

3. 儿童有静脉血栓的可能吗？

答案是肯定的（图 2-28-3）。儿童长血栓往往有很明确的诱发因素，如通过静脉输液置管或手术，儿童血栓相对成人发生率较低，但近年来有上升趋势，影响患儿的生活质量，并延长住院时间，增加住院费用。

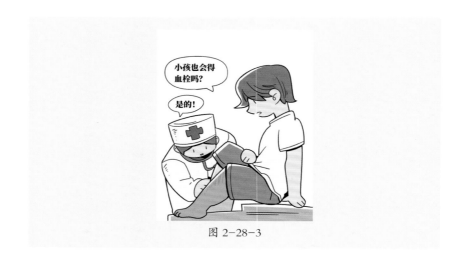

图 2-28-3

4. 儿童得了静脉血栓能抗凝治疗吗？

儿童的纤溶和抗凝体系非常灵敏，在去除外在的致病因素之后，通过规范足量的抗凝治疗，绝大部分血管能够再通，一般不留后遗症。

5. 成人的深静脉血栓很危险，小儿是不是更加危险呢？

尽管抗凝治疗有效，儿童得了深静脉血栓仍旧很危险。除经典的肝素、低分子肝素和华法林抗凝治疗外，部分新型抗凝药物以及其他治疗经验多来自成人，长期治疗的安全性和有效性有待完善。当然预后还跟孩子的基础疾病有关，有些孩子本身就患有严重的疾病，如白血病、严重的心脏病和感染等，使治疗更加棘手。

（刘婷）

第二十九节　儿童 K-T 综合征

"红彤彤"的"胖"儿子

静静婚后第三年，终于如愿喜得"贵子"，这是人生莫大的喜事。但胖儿子出生后就被发现右腿外侧有大片大片的红彤彤胎记，家里老人说红色胎记是吉象，而且也不影响孩子生长发育（图 2-29-1）。但随着儿子的长大，右腿越长越胖，两条腿长短不一，这才匆匆跑到医院就诊。

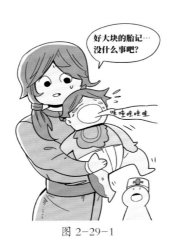

图 2-29-1

静静（焦虑的紧锁着眉头）："医生……医生，您看看我儿子最近又长胖了……但右腿怎么胖的更快啊？"

医生（仔细查体）："孩子腿上的红斑是什么时候出现的？"

静静："医生，我儿子腿上的是胎记，出生时就有了，这红彤形的是吉祥之兆。"

医生："这片红斑是不是吉祥之兆，需要给宝宝的腿拍张片子之后才能知道。"

……

静静（手里拿着刚刚取回的片子）："医生……医生，片子出来了，快帮我看看。"

医生："宝宝的问题的确是先天的，不过这是一种疾病叫作 K-T 综合征。"

静静一脸懵："什么？"

医生："别急，我来给你科普下。"

1.K-T 综合征是什么？

K-T 综合征又叫血管瘤骨肥大综合征或骨静脉肥大综合征，是一种毛细血管、静脉和淋巴系统畸形从而导致肢体肥大等一系列症状的疾病。在 20 世纪由法国两位医生"K"和"T"首次提出和概况这一类疾病，包括最典型的三个表现：不对称肢体肥大、局部毛细血管畸形（葡萄酒色斑）和先天性下肢静脉曲张。为了避免相关疾病命名混乱，国际脉管性疾病研究学会将 K-T 综合征命名为毛细血管—淋巴管—静脉畸形。

2.K-T 综合征有哪些典型表现呢？

（1）红斑／葡萄酒色斑：多发红色或紫红色色斑，呈地图状、点状，或广泛至会阴部和同侧臀部，但是通常不包含整个肢体；在出生时表现为红斑，后逐渐出现黑色囊泡，常会有漏液或间断出血。

（2）先天性下肢静脉曲张：患肢多有明显的浅静脉曲张，临床上以"患侧下肢的外侧面出现由足到腰部曲张的浅静脉"最为常见，这也是其特征性表现之一。这是因为胎儿期的"腰—足静脉"在胎儿形成的第二个月即闭合，但在 K-T 综合征患者中这支静脉却保持开放，并在出生后形成一支明显的曲张静脉。许多患者还有深静脉系统的异常，包括扩张或动脉瘤形成、缺乏静脉瓣、静脉瓣发育不良或者深静脉缺如。

（3）肢体肥大：患者出生时即可发现受累肢体的变粗，在婴幼儿期和青少年期最为明显，这与患者的发育（包括静脉的发育）、站立、负重有关。绝大多数发生于下肢；患肢周长较对侧增加 4 ~ 5 厘米，严重者可增加 15 厘米以上；患肢长度较对侧增加 3 ~ 5 厘米，严重者可增加 12 厘米以上，并出现明显的骨盆倾斜（图 2-29-2）。

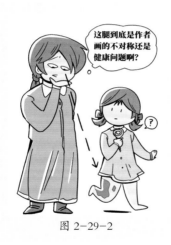

图 2-29-2

3.K-T 综合征是什么原因导致的，会不会遗传？

K-T 综合征的病因目前仍未明确，目前尚无证据证明它可以遗传，患儿父母再生育孩子再患病概率和普通孩子一致。

4.K-T 综合征主要怎么治疗？

（1）压力治疗（弹力袜）：为保守治疗的主要方法。患者的患肢有不同程度的水肿，尤其是发生在下肢者，水肿在婴儿开始站立行走时表现更为明显。水肿的主要原因是静脉或淋巴回流受阻。

使用不同压力梯度的压力治疗（弹力袜）可以改善回流、减轻水肿，但皮肤有易碎囊泡的患者具有出血倾向，不适合应用加压治疗。

（2）介入治疗：通过微创疗法消除肢体永久性异常静脉，降低肢体静脉压，减少组织淋巴水肿。目前介入治疗创伤少，恢复快，逐渐成为 K-T 治疗首选。

（3）外科治疗：实施手术前应该有细致的准备，手术过程中常常会有大量失血，风险较大。

5.K-T 综合征在饮食和生活上需要注意什么？

患者平时应进食清淡、易消化、低脂肪、高蛋白的食物，多食水果、蔬菜等含纤维素丰富的饮食。低脂肪饮食减少淋巴液形成，纤维素能改善肠道，减轻腹部压力，改善下肢静脉回流，从而改善肢体淋巴水肿。鼓励在穿戴弹力袜下适当运动，避免重体力劳动、高负重、高风险运动，减少患肢外伤可能（图 2-29-3）。睡眠时适当抬高患肢，鼓励从下到上肢体淋巴按摩改善淋巴回流。日常穿着宽松、棉质衣物，减少摩擦病灶处皮肤，保持皮肤完好、清洁、干燥。

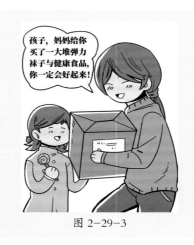

图 2-29-3

（尹旭）